朱立国

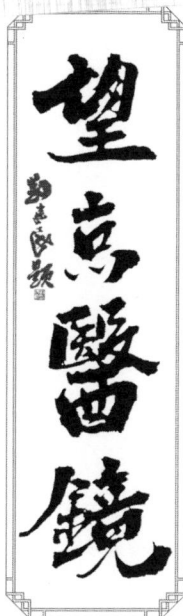

望京醫鏡

骨与关节退行性疾病证治实录

冯敏山 / 主编

朱立国 / 主审

北京科学技术出版社

图书在版编目（CIP）数据

骨与关节退行性疾病证治实录／冯敏山主编.
北京：北京科学技术出版社，2025. -- ISBN 978-7
-5714-4420-4

Ⅰ. R274

中国国家版本馆 CIP 数据核字第 2025DZ0333 号

策划编辑：张露遥
责任编辑：严　丹
责任印制：李　茗
封面设计：米　乐
版式设计：美宸佳印
出 版 人：曾庆宇
出版发行：北京科学技术出版社
社　　址：北京西直门南大街 16 号
邮政编码：100035
电　　话：0086-10-66135495（总编室）　　0086-10-66113227（发行部）
网　　址：www. bkydw. cn
印　　刷：北京中科印刷有限公司
开　　本：850 mm×1168 mm　　1/32
字　　数：133 千字
印　　张：7
版　　次：2025 年 9 月第 1 版
印　　次：2025 年 9 月第 1 次印刷
ISBN 978-7-5714-4420-4

定　　价：69.00 元

望京醫鏡

编写委员会

指导委员会 （按姓氏笔画排序）

朱云龙　刘祖发　安阿玥　杨国华　肖和印　吴林生
邱模炎　张　宁　张世民　张兴平　陈　枫　周　卫
胡荫奇　夏玉清　徐凌云　高　峰　程　玲　温建民
魏　玮

组织委员会 （按姓氏笔画排序）

丁品胜　于　杰　于忱忱　王　敏　王朝鲁　叶琰龙
朱雨萌　朱钟锐　刘光宇　刘劲松　刘桐辉　孙　婧
张　茗　张兆杰　金秀均　郎森艳　徐一鸣　焦　强
魏　戍

工作委员会 （按姓氏笔画排序）

王　浩　王宏莉　王尚全　王春晖　王德龙　冯敏山
朱光宇　刘　涛　刘世巍　刘惠梅　刘燊仡　张　平
张　然　张　磊　范　肃　秦伟凯　栾　洁　高　坤
郭　凯　梁春玲　蒋科卫　谭展飞　潘珺俊

《骨与关节退行性疾病证治实录》

编 者 名 单

主 审

朱立国

主 编

冯敏山

副主编

于 杰 金哲峰 魏 戍

编 者（按姓氏笔画排序）

尹逊路 孙 凯 李 静 张 威 梁 龙 彭博辰

韩昶晓 温海宝

黄　序

　　中医药学包含着中华民族几千年的健康养生理念及其实践经验，是中华文明的瑰宝，凝聚着中国人民和中华民族的博大智慧，是中华民族的伟大创造。作为世界传统医药的杰出代表和重要组成部分，自古以来，中医药以其在疾病预防、治疗、康复等方面的独特优势，始终向世界传递着中华民族的生命智慧和哲学思想，为推动人类医药卫生文明作出了巨大贡献。党中央、国务院历来高度重视中医药工作，党的十八大以来，中医药传承发展进入新时代，中医药高质量发展跑出"加速度"。每一个中医药发展的高峰，都是各时期中医药人才在传承创新中铸就的，历代名医大家的学术经验是中医药学留给我们的宝贵财富，应当"继承好、发展好、利用好"。

　　中国中医科学院望京医院（简称"望京医院"）历经四十余年的传承发展和文化积淀，学术繁荣、名医荟萃，尤其是以尚天裕、孟和为代表的中医骨伤名家曾汇聚于此，留下了许多宝贵的临证经验、学术思想、特色疗法。为贯彻落实党中央、国务院有关中医药传承创新发展的战略部署，望京医院以"高水平中医医院建设项目"为契机，设立"名老医药专家学术经验传承"专项，成立丛书编写委员会，编撰"望京医镜"系列丛书。本套丛书旨在追本溯源、立根铸魂，挖掘整理名医名家经验，探寻中医名家传承谱系及其学术发展脉络，促进传承经验的多途径转化。丛书记录了诸多鲜活的医论、医案、医方，是望京医院中医名家毕生心血经验之凝结，且对中医药在现代医学体系中的价值进行了深入探讨和崭新诠释，推动了中医理论发展，是兼具传承性、创新性、实用性和系统性的守正创新之作，可以惠及后辈、启迪后学。

医镜者，"晓然于辨证用药，真昭彻如镜"，希望"望京医镜"丛书能让广大中医药工作者读后有"昭彻如镜"之感。相信本套丛书的出版能使诸多中医名家的经验成果、思想精髓释放出穿透岁月、历久弥新的光彩，为促进中医药学术思想和临床经验的传承，加快推动中医药事业传承创新发展、共筑健康中国贡献智慧和力量。

中国工程院院士
中国中医科学院院长

2024 年 10 月

朱 序

　　中医药学是中华文化智慧的结晶，在几千年与疾病的斗争中不断发展壮大，成为维护人类健康的重要力量。中医药的整体观念与辨证施治的思维模式具有丰厚的中国文化底蕴，体现了自然科学与社会科学、人文科学的高度融合和统一，这正是中医药顽强生命力之所在，也是中医药发挥神奇功效的关键。其实践历经数千年而不衰，并能世代传承不断发展，与经得起检验的良好临床疗效密不可分。

　　《"健康中国2030"规划纲要》明确提出要"充分发挥中医药独特优势"，弘扬当代名老中医药专家的学术思想和临床诊疗经验，推进中医药文化传承与发展。"望京医镜"系列丛书的编写正是我院推进中医药传承与创新的一项重要举措。

　　本套丛书的编写得到了中国中医科学院及望京医院各级领导的大力支持，涵盖骨与关节退行性疾病、风湿病、老年病、心血管病、肾病等专科专病，将我院全国名老中医、首都名中医等专家的临证经验、学术思想、用药经验、特色疗法等进行了挖掘与整理，旨在"守正创新、传承精华"，拓展中高级中医药专业技术人员的专业知识和技能，提升专业水平能力，更好地满足中医药事业传承发展需求和人民健康需要。

本套丛书不仅是对临床经验的系统梳理与总结，更是对中医药在现代医学体系中的价值进行的深入诠释与再认识。这些积累与研究，旨在推动中医药在专科专病方面取得更大的进展，并为现代医学提供更加广泛和深刻的补充与支持。

希望本套丛书能为中医药学术界提供启发，成为从事科学研究和临床工作的中医专业人员的有益参考，同时为患者带来更加有效的治疗方案，贡献中医药的智慧与力量。

中国工程院院士 *（签名）*

2024 年 9 月

孙 序

　　中医药学是中国古代科学的瑰宝，也是打开中华文明宝库的钥匙。习近平总书记号召我们中医药工作者要"把中医药这一祖先留给我们的宝贵财富继承好、发展好、利用好，在建设健康中国、实现中国梦的伟大征程中谱写新的篇章"。

　　中国中医科学院望京医院成立于1997年，秉承"博爱、敬业、继承、创新"的院训精神，不断发展，目前已经成为一所以中医骨伤科为重点，中医药特色与优势显著，传统与现代诊疗技术相结合的三级甲等中医医院。历任领导非常重视对名医学术思想的挖掘与传承工作。本次由望京医院组织编写的"望京医镜"系列丛书，就是对建院以来诸多名医名师临证经验和典型医案的全面总结。

　　本套丛书覆盖了中医临床多个学科，从临床案例到理论创新，都作了较为详尽的论述，图文并茂，内容丰富，在注重理论阐述的同时，也强调了临床实践的重要性；同时深入剖析了名医们的医术精髓，揭示其背后的科学原理与人文关怀。本套丛书汇聚了众多中医领域的权威专家学者参与编写，他们不仅学术造诣深厚，更在临床实践中积累了丰富的经验。正是由于这些专家的鼎力支持，本套丛书才既具有学术权威性，又贴近临床实际，具有很高的实用价值。

相信本套丛书的出版与发行必将对中医学科的传承发展大有裨益，愿为之序。

全国名中医
中国中医科学院首席研究员

2024 年 10 月

　　20 世纪 70 年代末，百废待兴、百业待举，为推广中西医结合治疗骨伤科疾病的临床经验，在周恩来总理、李先念副总理等老一辈党和国家领导人的关怀下，成立了中西医结合治疗骨关节损伤学习班，集结了冯天有、尚天裕等一批杰出的医学大家，随后成立了中国中医研究院骨伤科研究所（简称"骨研所"），全国中西医骨伤名家齐聚，开辟了以爱兴院、泽被苍生、薪火相传的新篇章。凡此种种，都发生在北京东直门海运仓的一座小楼内；但与这座小楼相距不过十余里的一片村落与田地中，有一所中医院校与一所附属医院也在冒芽待生。

　　当时，"望京"还是一片村落，并不是远近闻名的"北京发展最快区域""首都第二 CBD"，其中最核心的区域"花家地"还是一片农田，其命名来源是"花椒地"还是"苇家地"都已难以考证；但无论是"花家地"还是"花椒地"，地上种的究竟是不是花椒已不重要，人们对于这片土地的热爱与依赖，成为了这片土地能够留下名字的重要原因。20世纪80年代后期，花家地的"身份"迎来了360度转变，并在20世纪90年代一跃成为当时北京人口最密集、规模最大的居民区，唯一的现代化社区，曾被冠名为"亚洲最大的住宅社区"。其飞速发展和惊人变化，用"日新月异"来形容都略显寡淡。那田地中的院校，也从北京针灸学院更名为了北京针灸骨伤学院，成为了面向国内外培养中医针灸和骨伤科高级人才的基地；那田地中的医院，也建起了宏伟的大楼，满足着望京众多百姓的就医需求。1997年，中国中医研究院骨伤科研究所、北京针灸骨伤学院骨伤系、北京针灸骨伤学院附属医院合并，正式成立中国中医研究院望京医院，后更名为中国中医科学院望京医院。

时至今日，骨研所、骨伤系、附属医院的脉络赓续相传，凝聚成望京医院发展壮大的精神血脉，凝聚在"博爱、敬业、继承、创新"的院训精神中，更希望可以凝聚在一套可以流传多年、受益后人的文字之中，所以我们组织全院之力编纂了这套丛书，希望可以凝练出众多前辈的学术思想、医德仁术，为后生所用、造福患者。这套丛书汇集了尚天裕、孟和、蒋位庄、朱云龙、孙树椿等老一辈名医的经验，收录了朱立国、刘祖发、安阿玥、李浩、杨国华、肖和印、吴林生、邱模炎、张宁、陈枫、周卫、赵勇、胡荫奇、夏玉清、徐凌云、高峰、曹炜、程玲、温建民、魏玮等中生代名医的经验。丛书名为

"望京医镜"，医镜者，医者之镜也。我们希望通过著书立说，立旗设镜，映照出名老医药专家的专长疗法、学术思想、人生体悟，启示后人，留下时代画卷中望京医院传承脉络浓墨重彩的一笔，成为医学新生代可学可照之明镜，将"继承好、发展好、利用好"中医药传承创新落到实处。

丛书编写委员会

2024 年 10 月

　　朱立国教授是中国工程院院士、第六批国家级非物质文化遗产代表性传承人，从事中医骨伤科临床、科研、教学工作40余年。他高度重视中西医结合，积极传承与创新中医骨伤科特色技术，并带领团队开展了颈椎间盘置换术、寰枢椎融合术、经椎间孔腰椎融合术等开放手术及微创手术，取得了丰富的成果。通过对中医正骨手法进行研究和总结，并融合现代科学技术，朱立国教授率先建立了"规范创新－安全评估－循证评价－机理解析"为一体的中医正骨手法现代化研究新体系，深化了中医正骨手法研究的科学内涵，促进了中医正骨手法的国际化推广，为中医骨伤科的现代化发展作出重要贡献。

　　本书全面总结了朱立国教授在骨与关节退行性疾病领域的学术思想和临证经验，共分为5个部分。第一部分系统阐述了朱立国教授的学术思想体系，重点介绍了"筋骨理论"的现代内涵、骨健康理念，以及对中医骨伤科现代化发展的思考。

第二至第五部分分别详述了朱立国教授对颈椎病、腰椎间盘突出症、腰椎滑脱症、膝骨关节炎等 4 种代表性疾病的诊疗经验。每个疾病篇章均包含现代医学认识、中医病机分析、治疗策略、典型病例等内容。

书中内容具有鲜明的特色和实用价值。不仅详细介绍了旋提手法、坐位腰椎旋转手法等一系列骨伤科特色手法的操作要点和安全规范，还配有图示说明；同时对上述 4 种代表性骨伤科疾病的辨证用药进行了深入剖析，提供了完整的辨证论治思路和经验方药。本书精选典型病案，不仅可为中医骨伤科医师的临床实践提供重要参考，亦可为中医经验传承与科学研究提供宝贵的学术资料。

本书的编撰得到了中国中医科学院望京医院领导和北京科学技术出版社的大力支持。编者力求准确记录朱立国教授的学术思想和临证经验，若有疏漏之处，敬请读者批评指正。希望本书能为推动中医骨伤科学的传承与发展发挥积极作用。

编 者

2025 年 8 月

目 录

第一章　朱立国教授学术思想体系

一、医家小传

（一）专家介绍

朱立国，中国工程院院士，国际欧亚科学院院士，中国中医科学院首席研究员，主任医师，二级教授，博士研究生导师；历任中国中医科学院望京医院党委书记、院长。现任全国中医运动医学中心主任，中华中医药学会特聘副会长兼骨伤科分会主任委员，全国中医标准化技术委员会副主任委员，北京中医药学会骨伤专业委员会主任委员，国家临床重点专科（骨科）、国家中医药管理局高水平中医药重点学科建设项目中医骨伤科学学科带头人，国家中医药管理局首批传承创新团队负责人，国家中医药管理局国家中医临床研究基地负责人，国家中医药管理局重点研究室筋伤治疗手法研究室主任，中医正骨技术北京市重点实验室主任，北京市中西医结合骨伤研究所所长，中国中西医结合学会常务理事兼骨伤科专业委员会副主任委员，世界中医药学会联合会骨伤科专业委员会副会长，中国医师协会骨科医师分会常务委员、中国康复医学会骨与关节康复专业委员会常务委员、中国康复医学会脊柱脊髓专业委员会委员、华裔骨科学会理事等职务。首届岐黄学者，首都名中医，清宫正骨流派第七代传人，（2002年至今）为国家中医药管理局重点学科建设单位（骨伤科）学科带头人，第六、七批全国老中医药专家学术经验继承工作指导老师，率领的团队在中华中医药学会发布的第一、二届（2021年、2022年）中医医院学科（专科）学术影响力评价中均排名全国第一（中医骨伤科学），《中国骨伤》杂志主编、《中国全科医学》杂志执行主编。

（二）学术生涯回顾

朱立国教授毕业于天津中医学院（现为天津中医药大学），于1984年入职中国中医研究院骨伤科研究所（现为中国中医科学院骨伤科研究所），1997年至中国中医研究院望京医院（现为中国中医科学院望京医院）工作，曾获得全国首届中医药传承高徒奖（师从孙树椿教授），并于2011年获得博士学位（师从金鸿宾教授）。从医40余年，朱立国教授围绕中医药防治骨与关节退行性疾病开展系统研究。他主持开展国家"十五"科技攻关计划、"十一五""十二五"科技支撑计划、国家重点研发计划项目"中医药现代化研究"、国家自然科学基金重点项目等各类课题40余项，作为第一完成人获国家科学技术进步奖二等奖2项（2009年、2017年），省部级科学技术进步奖一等奖4项，获吴阶平医药创新奖，"岐黄中医药传承发展奖"传承人奖，中国药学发展奖临床医药研究特别贡献奖，入选第六届国之名医·卓越建树榜单。负责中国中医科学院3批优势病种23个项目的管理工作，负责骨伤类和推拿类全国医疗服务价格项目的编审，负责世界卫生组织西太区传统医学的《神经根型颈椎病中医临床实践指南》的编写，负责全国骨伤重点专科专病机构88家251个方案的建立、验证评价，作为专家参与"健康中国2020"战略规划研究，作为专家参与国家科学技术奖、中华中医药学会科学技术奖、国家自然科学基金项目的评审工作。截至2024年，累计发表国内外学术论文362篇，主编学术专著9部。获国家发明专利12项、实用新型专利16项，指导和培养硕士研究生、博士研究生、博士后研究人员、师带徒弟子等百余人。

二、学术思想与感悟

（一）筋骨理论贯穿骨伤科诊疗全程

关于筋与骨的论述最早见于《黄帝内经》，如"人始生，先成精，精成而脑髓生，骨为干，脉为营，筋为刚，肉为墙""宗筋主束骨而利机关也""骨正筋柔，气血以流"等论述，为后世骨伤科的发展奠定了理论基础。经过后世医家的补充与完善，逐步形成了筋骨理论。筋骨理论是阐述筋与骨之间关系的理论，如筋骨整体论、筋骨平衡论、筋骨系统论等，是指导筋骨病诊治的重要理论基础。

在中医骨伤科的诊疗过程中，筋骨理论不仅仅是一个指导原则，更是贯穿整个治疗过程的核心要素。筋骨的协调与平衡直接关系到骨伤病患者的康复进程，作为骨伤科医师，理解并运用筋骨理论能够在诊疗中起到提纲挈领的作用。筋骨理论从人体结构的整体性出发，将筋骨的相互作用与功能调节作为治疗的重要依据，强调在治疗骨伤科疾病时，必须综合考虑筋骨系统的健康状况，以确保治疗的全面性和有效性。

1. 论筋

筋在中医学中的重要性不可忽视。经筋系统是中医学不可或缺的部分，以往对其有大量的记载和研究，但目前对经筋的实质、生理功能和病理状态的认识尚未完全统一。经筋应被视为包括肌肉、韧带、关节囊等软组织系统和神经系统在内的综合体，其功能涵盖保护、防御、维持关节稳定、调节经络等多个方面。筋具有以下特性：①喜柔不喜刚。肝主筋，肝主疏泄，以条达为顺，筋以柔韧为常，故筋喜柔而恶刚。②喜温而恶寒。《素问·生气通天论》云："阳气者，精则养神，柔则养筋。"筋得温则舒，遇寒则收。③濡则和，不濡则废。《灵枢·本脏》云："经脉者，所以行血气而营阴阳，濡筋骨，利关节者也。"筋乃血肉之品，依赖人体气血的濡养。结合筋的特性，理解筋病的病因及其治疗在中医骨伤科临床工作中尤为关键。

（1）筋病的病因。

1）外伤因素。外伤是筋病的主要病因之一。当身体受到外力伤害时，如跌打损伤、过度牵拉等，筋会出现撕裂、挫伤或断裂。现代研究指出，筋的损伤不仅涉及软组织的损害，还可能影响神经系统，导致更为复杂的病理变化。治疗筋的外伤性病变时，首先需要及时复位和固定，减少二次损伤的风险。治疗期间可以通过外敷活血化瘀的中药、针灸、推拿等疗法来缓解疼痛并促进筋的愈合。在外力作用较小时，经筋起到缓冲作用，可使骨骼免于损伤，但在外力作用过大时，则可能同时引发筋伤和骨折，这也进一步说明了筋与骨之间的密切关系。

2）过劳与不良姿势。长时间的不良姿势或过度劳损也是筋病的一个主要原因。在现代社会中，久坐、长时间保持某一姿势，或进行重复性劳损动作，如打字等，容易导致筋的慢性疲劳与损伤。《黄帝内经》指出："久视伤血，久坐伤肉，久卧伤气，久立伤骨，久行伤筋。"这一经典论述揭示了过度负荷会对筋造成损害。这些慢性损伤在早期可能仅表现为轻微的酸痛和不适，但如果不及时调整，会导致筋的弹性下降，逐渐演变为慢性筋病，表现为僵硬、麻木和持续性疼痛。此外，现代职业病如腕管综合征或颈椎病的成因正是筋的长期劳损。

3）风寒湿邪的侵袭。风寒湿邪也是导致筋病的重要诱因。《灵枢·周痹》中记载："风寒湿气，客于外分肉之间，迫切而为沫。"外邪入侵筋脉，导致气血不通，从而引发疼痛和痉挛。当外邪侵入筋脉时，局部会产生病理物质，这往往在"尽筋处"（肌肉、韧带附着于骨骼之处）产生疼痛。现代研究表明，这种病理状态与软组织劳损后局部炎症因子等致痛物质的积聚密切相关。对此类病因导致的筋病，在治疗上，以温经散寒、活血化瘀为基本原则，可以服用具有温经散寒、活血化瘀功效的中药，也可以通过温针、艾灸、拔罐等疗法，驱散外邪，恢复筋的正常功能。

4）肝脏功能失调。筋病的发生不仅受到外部因素的影响，还与内在的脏腑功能密切相关，尤其是与肝脏的功能有着直接的联系。中医理论强调"肝主筋"，即肝脏的气血充盈状况直接影响筋的健康状态。《黄帝内经》言："肝者，罢极之本，魂之居也……其充在筋。"这表明肝脏的气血运行顺畅和充足与否直接决定了筋的柔韧性与功能是否正常。如果肝气郁结或肝血不足，筋就会失去应有的滋养，表现出痉挛、萎缩或疼痛等症状。此外，气血不足或气滞血瘀也会影响筋的健康，导致筋脉的供血不足或循环不畅，进一步引发筋的病变。筋的生理功能还包括维持关节的稳定性，特别是"小筋"，可通过调节骨与关节的应力分布，发挥"束骨"和"利机关"的重要作用。因此，肝气不足不仅会削弱筋的柔韧性，还会影响这种调节功能，可能导致关节不稳或功能障碍，造成颈椎失稳或脊柱侧弯。养血舒筋、疏肝理气是治疗肝气血失和所致筋病的重要原则，通过内服方药如四物汤、柴胡疏肝散等，结合适度的运动，可以有效改善筋的健康状况，恢复其正常功能。

（2）筋病的诊治。在筋病的治疗中，朱立国教授主张综合调理内因和外因，通过疏通经络、活血化瘀、调养气血等手段，以达到治筋的目的。

1）急性筋损伤的处理。对于急性筋损伤，治疗的关键在于减轻疼痛、控制炎症、防止二次损伤和促进筋的修复。古代文献中记载了许多外敷方剂，如《医宗金鉴》中的活血散瘀汤等，可用于治疗跌打损伤，以促进筋的愈合。现代医学对筋损伤急性期的常用处理方法包括保护、休息、冰敷、加压包扎和抬高患肢（PRICE 原则），在固定的前提下，还可通过中医治疗如外敷药物活血化瘀、针灸镇痛、推拿调理筋脉，以加速受损筋络的愈合。此外，结合现代康复医学的理疗手段，如超声波、低频电疗等，能够进一步促进筋的修复与功能恢复。当筋完全断裂时，则可能需要手术治疗；严重筋伤伴有骨折脱位者，则需要根据实际情况选择合适的治疗方案。

2）慢性筋损伤的调理。慢性筋损伤的治疗重在恢复筋的弹性和功能。古代医家提出的"调其阴阳，平其气血"原则在此发挥着重要作用。在中医临床中，针灸、推拿是常用的治疗手段，可通过调理气血、疏通经络，促进筋的恢复与功能重建。现代康复手段如功能锻炼、姿势调整和力量训练也在治疗慢性筋损伤中占据重要地位。通过这些综合治疗手段，可以有效改善患者的症状，预防病情的进一步恶化。此外，在内服药物方面，常用养血疏肝、活血化瘀的中药方剂，如四物汤、柴胡疏肝散等，以调理肝之气血，增强筋的韧性。

3）筋病的预防与调理。筋病与肝脏功能的关系密切，因此调理肝脏功能是治疗和预防筋病的重要环节。可通过疏肝理气、养血补肝来调理肝之气血，从而增强筋的功能。在日常生活中，应注重饮食调理，补充富含铁和维生素的食物，以助养血。此外，适度的运动也是保持筋健康的重要措施。通过定期的功能性锻炼，可以增强筋的柔韧性，预防筋的萎缩或过劳导致的慢性病变。古代的养生方法，如练习导引术、太极拳等，也被视为调养筋络的重要手段。此外，还应避风寒、慎起居，顺应四时气候，及时添加衣物和慎重选择户外活动项目。

此外，朱立国教授团队根据古代文献及现代研究提出了筋病的分期及相关论治。《灵枢·周痹》云："风寒湿气，客于外分肉之间，迫切而为沫，沫得寒则聚，聚则排分肉而分裂也，分裂则痛。"《灵枢·百病始生》曰："凝血蕴里而不散，津液涩渗，着而不去，而积皆成矣。"《灵枢·刺节真邪》云："一经上实下虚而不通者，此必有横络盛加于大经，令之不通。"根据筋病的病理进程，可以将筋病分为3个阶段：沫聚疼痛期、涩渗痉挛期、横络形成期。每个阶段的治疗方法各有侧重，这为筋病的辨证施治提供了重要指导。

沫聚疼痛期的治疗。此期多由风寒湿邪入侵或劳损所致，局部气血阻滞，疼痛明显。治疗宜采用温经驱寒、活血止痛之法，可以通过温通、活血类中药熏洗外用、艾灸配合红外线理疗等方法改善局部血液循环，缓解疼痛。

涩渗痉挛期的治疗。此期多由气血津液运行不畅所致，表现为筋的张力增加和痉挛，治疗上应利水通滞、活血舒筋。这一阶段的筋病往往会导致整个经筋系统的张力增加，甚至引发张力性疼痛。此时应采用推拿手法进行干预，结合外敷中药，以松解筋膜，缓解痉挛。必要时可以使用较粗的针具，如铍针、小针刀等进行针刺治疗，以理顺经筋，减轻张力。

横络形成期的治疗。此期病情较为复杂，筋脉阻塞严重，痰核形成，治疗以散结消痹为主。由于筋脉阻塞和痰核形成，局部的气血供应严重受阻，往往会导致慢性疼痛和功能丧失。此时需长疗程的药物治疗，配合推拿和针灸，以松解硬结，恢复筋的功能。在治疗期间，应该配合全身或局部的功能锻炼，以增强肌肉力量，促进气血运行，确保疗效。

综上所述，作为中医骨伤科的从业者，必须全面理解和掌握筋的理论，灵活运用各种治疗策略，以提供更加全面、有效的诊疗方案，帮助患者获得最佳的康复效果。

2. 论骨

骨在人体中的作用除了物理支撑，还包括在气血运行、脏腑调和中的重要功能。中医学认为，骨的健康不仅与脏腑功能密切相关，还与外界因素，如创伤、气候等有着密切联系。古代医家在大量文献中深入探讨了骨病的多种病因，并提出了系统的治疗方法。

（1）骨病的主要病因及其对应的治疗思路。

1）外伤因素。外伤是导致骨病的直接因素之一。无论是跌倒、碰撞还是运动损伤，都会对骨产生直接的冲击或增加其负荷，可能导致骨折、脱位等急性损伤。根据损伤的严重程度，骨损伤分为简单骨折脱位和复杂骨折脱位，前者仅伴有部分筋伤，后者除了筋伤还伴有神经、血管的损伤，甚至是开放性骨伤。对于简单骨损伤，需要进行固定、消肿，甚至手术治疗；对于复杂性骨损伤，应先予以固定，防止二次损伤的发生，再根据病情决定是否需要急诊手术治疗。

2）肾精亏虚。中医理论认为，肾的精气充足是骨健康的重要保证。《黄帝内经》指出"肾者，作强之官""肾生骨髓"。这意味着肾精的亏虚会导致骨的生长发育不良，骨质疏松，甚至引发骨痛、骨软无力等病症。随着年龄增长或因病体弱，肾气渐衰，导致骨骼退化、骨质疏松。这种内因性的病理变化在老年性骨质疏松症中尤为显著。调理肾精、补益气血是治疗骨病的关键。通过内服滋补肾精的方剂，如六味地黄丸、左归丸等，可以有效改善骨的健康状态。

3）气滞血瘀。骨病的发生还与气滞血瘀密切相关。气血运行不畅会导致骨骼的营养供应不足，久而久之，骨的功能下降，出现疼痛、僵硬等症状。《医宗必读》云："痛则不通。"这表明气血不通是导致骨痛的根本原因之一。骨的慢性病变，如骨关节炎，多与气滞血瘀有关。中医治疗这类骨病，往往采用活血化瘀、疏通经络的方式，通过针灸、推拿、拔罐等手段，改善局部气血循环，缓解疼痛，促进骨骼功能的恢复。

（2）骨病的诊治。在骨病的诊治中，要重视辨证分析，内外同治，动静结合，以达到标本兼治的效果。

1）急性骨损伤的处理。对于急性骨损伤，如骨折、脱位，治疗的重点在于迅速复位、固定患处，以防止进一步损伤。古代文献中详细记载了复位技巧和外敷方剂，如三七散、接骨散等，这些方剂具有活血化瘀、消肿止痛的作用，有助于加快骨骼愈合。现代医学通常通过拍摄 X 线片来准确定位骨折部位，采取石膏固定或手术内固定的方式，确保骨折端对位良好，并在愈合后进行功能康复训练。

2）慢性骨病的调理。慢性骨病的治疗重点在于调理脏腑、补益气血、舒筋活络，以达到巩固疗效、防止复发的目的。《黄帝内经》曰："肾生骨髓。"对于骨质疏松、骨关节炎等慢性骨病，中医通常通过内服补肾壮骨的中药，如龟甲、杜仲等，增强骨骼的力量。同时，针灸、推拿等传统疗法可以疏通经络，改善局部血液循环，缓解疼痛和僵硬。此外，合理的饮食和运动对慢性骨病的康复也至关重要，如摄取富含钙质的食物，进行适度的负重锻炼等。

3）骨病的预防与调理。由于骨病的发生与肾精亏虚、气血不足密切相关，调理脏腑功能，特别是补益肾精，是防治骨病的重要策略。古代医家通过滋补肾精、补气养血的口服方药，帮助患者改善骨的健康状态。《黄帝内经》特别强调"法于阴阳，和于术数"，即通过调整生活方式、保持劳逸结合来预防骨病的发生。适当的运动可以增强骨骼的力量，而合理的饮食则有助于补充骨骼所需的营养物质。此外，古代养生方法如太极拳、八段锦等也有助于增强体质，预防骨病的发生。

综上所述，骨在中医骨伤科中占据着至关重要的地位。无论是从古代文献中的理论阐述，还是从现代中医的临床实践来看，骨的健康状态不仅是人体支撑和运动功能的基础，更是气血运行通畅和脏腑功能调和的重要体现。无论是外因所致的骨病，还是内因所致的骨病，治疗时均需要内外兼治，标本兼顾。

3. 筋骨辨证

筋骨辨证是具有中医骨伤特色的理论体系，强调筋、骨、经络、气血之间的相互关系和影响，认为"筋束骨""筋骨并重""骨正筋柔，气血以流"。朱立国教授指出，筋与骨既是单独的解剖结构，相互之间又密不可分。筋束骨，骨张筋，互相协作才能进行人体的正常运动。筋与骨任何一方出现异常，均可引起对方出现相应的临床问题。筋骨辨证的核心在于通过调整和改善筋骨之间的关系，达到整体调养、平衡阴阳的效果，从而有效预防和治疗筋骨系统的各种疾病。

（1）从筋骨整体观出发，认识骨伤疾病的发生发展。筋骨理论是指导骨伤科临床的重要理论。筋主外、主动，属阳；骨主内、主静，属阴，阴阳相互作用，协调平衡，共同维持人体的正常运动功能。在病理状态下，筋与骨相互影响，筋伤可导致骨损，骨损亦可影响筋的功能。从筋骨整体观出发认识骨伤疾病的发生发展，需将筋与骨视为相互依存、动态关联的有机整体，而非孤立看待。这一视角强调筋伤与骨病互为因果、病理相互传导。

急性外伤（如跌打损伤）可直接导致筋伤或骨折，亦可因暴力传导引发筋骨复合损伤。筋伤后若未及时修复，可致关节不稳定，长期应力异常而引发骨病（如骨关节炎）。另一种情况，长期过度使用或姿势不良可导致筋肉慢性劳损，筋的束骨功能下降，加速关节退变，最终引发骨病（如腰椎间盘突出症、颈椎病）；而关节退变的发展，又可引起关节间隙狭窄、骨刺形成，导致应力分布的异常，进一步加剧筋的劳损和功能下降。年老体衰、肝肾亏虚、气血不足等内因则可致筋骨失养，抗病能力下降，易受外邪侵袭或外力损伤。长期筋骨互病可导致关节退变、畸形或功能障碍，严重影响生活质量。现代医学研究表明，筋伤（如软组织损伤）与骨病（如骨关节炎）的发生发展密切相关。筋骨整体观强调的"筋骨失衡、互为因果"，与现代医学的"生物力学失衡"理论相契合。

（2）根据筋骨平衡观，指导临床诊疗。在临床诊治筋骨病的过程中，应以"筋骨整体观"和"筋骨平衡观"为指导思想，从筋骨并病以及筋骨相互影响的整体角度去分析疾病、治疗疾病。诊断骨伤疾病时，要筋骨并查，明确失衡的关键点。治疗时则要筋骨协同，既要重视患者骨病和筋伤的治疗，还要重视两者之间动态失衡的病理关系，通过干预手段恢复"骨正筋柔"的平衡关系，才能取得最佳疗效。

例如，对骨折患者的治疗，除了要重视骨折断端的处理，更应重视筋伤的系统治疗。若筋伤处理不当，则会遗留肌肉萎缩、功能障碍、关节僵硬等一系列问题。因此，在临床上，在正确处理骨折断端问题后，应根据筋伤的程度及病情的演变，有针对性地进行干预治疗。骨折的急性期，通过制动、药物口服与外用，改善筋肉的损伤，并指导患者进行骨折远端肢体的轻微活动；骨折区消肿后，维持制动和药物干预，改善局部血运，并可适当配合理筋手法治疗避免粘连，同时加强患肢的锻炼，恢复筋的功能；骨折后期，则应全面恢复患肢功能，包括精细动作能力、力量、耐力，以促进筋骨的恢复。

再者，针对颈椎病、腰椎间盘突出症等骨与关节退行性疾病缠绵难愈的难题，采用筋骨同治理念进行干预和治疗是取得良好疗效的关键。以颈椎病为例，针对"骨错缝、筋出槽"的筋骨失衡病机，可运用理筋手法松解粘连、缓解筋肉挛缩，旋提手法调整关节结构、重塑应力，在有效控制临床病情后指导患者积极进行颈椎康复操训练，以进一步增强肌肉力量、改善颈部功能、恢复颈部筋骨力学平衡，从而实现长期有效的治疗效果，预防复发。循证研究已证实，旋提手法与颈椎康复操结合使用，达到筋骨并重的治疗目的，疗效明确，并能有效降低神经根型颈椎病的复发率。可见，在临床实践中贯彻筋骨平衡理论，能显著提高骨伤科疾病的诊疗效果，减少后遗症，提升患者的生活质量。

（二）骨健康是中医骨伤科现代化发展的重要方向

党的十九大报告提出实施健康中国战略，这是实现中华民族伟大复兴的重要组成部分。全民健康的提升是落实这一战略的关键。然而，随着经济和社会的不断发展，快节奏的生活方式改变了人们的生活习惯，导致颈椎病、骨关节炎等骨伤科疾病的发病率不断上升，成为健康中国战略实施过程中的主要挑战之一。伴随着人口老龄化和社会生活方式的变化，骨伤科疾病的发病率逐年增加，已成为我国的重大公共卫生问题。《"健康中国 2030"规划纲要》要求开展"健康骨骼"等专项行动，党的二十大报告提出"实施积极应对人口老龄化国家战略"。这些政策和规划的出台表明，提出并推进骨健康计划具有重大战略意义。这不仅是骨伤科学积极应对老龄化社会的责任，也是中医药学融入健康中国行动的有效途径，更是新时代赋予中医骨伤科学的历史使命。"十四五"期间是积极应对人口老龄化的重要战略窗口期，以骨伤科常见病、多发病为抓手，从全生命周期视角构建预防、诊断、控制、治疗、康复的防控体系，有助于实现早期筛查、准确诊断、有效干预和动态监测，最终实现骨伤科疾病的全程管理。在我国人口结构转型的历史时期，提出并推进骨健康计划，将为实现我国的健康老龄化目标作出重要贡献。

随着大健康时代的到来，人们的健康意识逐渐增强，防治骨伤科疾病成为当今社会的迫切需求。根据筋骨系统的生理、病理特点，将骨状态划分为健康状态、亚健康状态和疾病状态，可采用多种科学的方法强化骨健康，改善筋骨失衡，促进和维持筋骨系统的平衡，预防骨伤科疾病的发生。准确识别筋骨状态，标本兼顾，动静互补，促使或维持筋骨协调平衡，对于减少骨伤科疾病的发病率，满足多层次、全方位的健康需求，实现全民健康具有重要意义。

中医学特别强调筋骨协调的重要性，并通过全生命周期管理来维持骨健康。通过在不同年龄阶段实施相应的预防和治疗措施，可以有效改善和维持骨健康状态。在青少年时期，应重点通过健康教育和早期干预，预防骨伤科疾病的发生。例如，适当的运动和营养补充既可以增强骨骼的强度和韧性，减少骨折和其他骨骼疾病发生的风险，又可以促进骨骼的正常发育，提高青少年的整体健康水平。进入中年后，随着身体功能的变化，需要更多地关注对骨骼健康的维护。在这一阶段，运用中医药进行调理和康复治疗可以有效延缓骨退行性病变的发展。比如，通过中药调理，可以改善骨质疏松症和骨关节炎的症状，增强骨密度和关节灵活性；针灸、推拿等传统疗法在缓解疼痛和促进骨骼修复方面也有显著效果。在老年阶段，骨健康问题更加突出，此阶段是骨质疏松症和骨关节炎的高发期。在此阶段，通过中医药综合治疗，可以显著缓解骨退行性病变的症状，提高老年人的生活质量。例如，使用中药进行内调和外治，结合针灸、推拿等传统疗法，可以减轻疼痛，改善关节功能，预防骨折。此外，通过膳食调理和健康生活方式的指导，可以进一步巩固治疗效果，维持骨骼的健康状态。综上所述，中医强调的筋骨协调与全生命周期管理，旨在通过针对不同年龄段的预防和治疗措施，维护和促进骨健康。这不仅有助于减少骨伤科疾病的发生率，还能提高人们的生活质量，推动健康中国战略的实施。

骨健康是中医骨伤科现代化发展的重要方向。通过传承和创新中医药理论，结合现代科学技术，实施全生命周期健康管理，并加强多学科协作，可以有效提升骨伤科的诊疗水平，促进全民健康，实现健康中国的战略目标。

（三）对后继学者的寄语与建议

1. 坚定信念，传承精华

中医骨伤科学有着悠久的历史和深厚的文化底蕴，后继学者应坚定信念，深入研读和理解古代医籍中的精髓，传承并发扬其中的宝贵智慧。经典著作如《医宗金鉴》《备急千金要方》《仙授理伤续断秘方》《证治准绳》等，蕴含了大量的理论和实践经验，需要系统地学习和理解，以掌握历代医家对骨伤病的独到见解和治疗方法。同时，正骨、推拿、针灸、拔罐等中医骨伤疗法经过千百年的实践验证，具有独特的疗效，后继学者应掌握这些疗法的理论基础和操作技巧。古代医家重视医德修养，《大医精诚》等文章强调了医者应具备的道德品质，后继学者应理解并遵守这些医德规范，做到仁心仁术、德才兼备。后继学者应在临床实践中，不断验证和应用古代医籍中的理论和方法，通过积累经验，总结规律，逐步丰富和完善中医骨伤科学的理论体系；并结合现代科学技术，研究中医骨伤疗法的作用机制，推动中医骨伤科学的现代化和国际化发展。要坚定文化自信，相信中医骨伤科学的独特优势和广阔前景，积极推广中医骨伤科学的理论和方法，为中医药事业的发展贡献力量。

2. 融合科技，勇于创新

对中医骨伤科学，应在继承的基础上，勇于创新，将现代科学技术与中医骨伤科学相结合，是推动中医骨伤科学学科发展的关键。后继学者应积极探索医工结合和多学科交叉的研究与实践，借鉴和应用现代医学、生物医学工程、康复医学等领域的先进技术和理念。例如，结合3D打印技术制作个性化的骨骼模型，辅助进行复杂骨折的手术规划和术前模拟，提高手术的精确性和安全性；利用机器人辅助手术技术，提升微创手术的操作精度，减少手术创伤，加快术后恢复；运用生物力学分析技术，研究骨与关节在不同运动状态下的力学特性，优化手法治疗的操作方法；通过智能康复设备，结合中医的针灸和推拿疗法，制订个性化的康复训练方案，全面提升康复效果。

运用基因编辑技术研究骨与关节的遗传基础，开发出精准的基因治疗方法；利用干细胞技术促进软骨和骨组织的再生，提供新的治疗方案；通过人工智能技术分析患者数据，优化个性化治疗方案，提高临床决策的科学性；将康复医学中的物理治疗、运动疗法、职业治疗等，与中医的针灸、推拿等手法相结合，形成综合的康复治疗方案，提高患者的康复效果。学科合作还包括与材料科学合作开发新型医用材料，提升治疗器具的性能和安全性。当前，已有许多现代化科研平台为中医骨伤科学提供技术支持。然而，若想进一步推动该领域的发展，还需加强多中心临床研究，验证新技术和新方法的有效性和安全性，推动科研成果向临床应用转化。同时，应加强国际合作，分享研究成果和临床经验，提升中医骨伤科学的全球影响力。现代科技手段的广泛应用，可以提高中医骨伤科学的诊疗水平，为学科的发展注入新的活力。这不仅有助于中医骨伤科学的现代化和国际化发展，也将为患者带来更多的健康福音。

3. 临床为本，精益求精

中医骨伤科学重在临床实践，后继学者应注重积累临床经验，精研病理病机，不断提高诊疗技术和疗效。在日常工作中，可通过接触大量病例，并详细记录和分析每个病例的病因、症状、治疗方法和疗效，总结出适合不同病症的最佳治疗方案。还应详细记录患者的病史、体征、诊断、治疗过程和随访结果，通过系统化的病例管理，可以建立个人病例数据库，为未来的诊疗和研究提供宝贵的参考资料。同时，在临床实践中，后继学者应保持持续学习和研究的态度，不断更新知识，掌握最新的病理机制和治疗方法；通过阅读最新的学术论文、参加学术会议和培训班，了解学科前沿动态和研究热点；深入理解疾病的发展规律和影响因素，提升对疾病的整体把握能力。对疑难病例，可以集思广益，提出多种诊疗方案，通过讨论选择最佳治疗策略。

患者的反馈是评估治疗效果和改进治疗方案的重要依据，可通过问卷调查、电话随访、面访等方式，收集患者的反馈信息，了解治疗过程中存在的问题和改进建议。患者的反馈不仅可以帮助医生优化治疗方案，提高治疗的有效性和安全性，还可以增强患者的信任感和依从性。后继学者应在实践中验证和改进理论，将理论应用于临床，做到学以致用，精益求精，力求在每一个治疗环节都做到最好，以达到最佳的临床效果。通过这些努力，不仅能够提高个人的诊疗水平，还能够提升中医骨伤科学的临床实践水平和理论研究水平，促进学科的整体发展。

4. 重视科研，夯实理论

积极参与科研工作，通过科学研究深化对中医骨伤科学理论的理解，是推动中医骨伤科学学科发展的重要途径。后继学者应积极申报和参与各类科研项目，特别是国家级和省部级课题，通过科学研究深入探讨基础理论和解决临床实际问题。例如，可以开展中药治疗骨伤疾病的临床试验，验证其疗效和安全性，研究中医骨伤疗法的作用机制，揭示其科学基础。科研工作不仅包括临床试验，还包括实验室研究、动物实验等方面，能够全面揭示中医骨伤科学治疗方法的分子生物学和生物力学机制。定期撰写和发表高质量的学术论文，分享研究成果，可以促进学术交流，提升个人和团队的学术影响力。参加国内外的学术会议，与同行交流最新的研究进展和经验，可以拓展学术视野，获取更多的学术资源和合作机会。通过与国际同行的交流，可以了解全球范围内的研究动态，学习先进的研究方法和技术，促进中医骨伤科学的国际化发展。

同时，应建立和完善科研团队，培养和指导年轻学者参与科研工作，提升他们的科研能力和创新思维水平。科研团队应包括临床医生、基础研究人员和技术人员，形成多学科交叉的研究模式。可定期组织团队内部的学术交流和培训，提高团队整体的科研水平。通过合作研究，整合资源，发挥团队的整体优势，攻克科研难题，取得创新性成果。此外，应注重科研成果的转化和应用，将科研成果应用于临床实践，制订新的诊疗指南和技术规范，提高临床治疗效果；推动科研成果的产业化，开发新药和新的医疗器械，提升中医骨伤科学的影响力和经济效益；加强与企业的合作，促进产学研结合，拓展科研工作的广度和深度。

通过这些努力，不仅能够不断丰富和发展中医骨伤科学的理论体系，还能够提高临床治疗效果，推动中医骨伤科学的现代化和国际化进程，为中医药事业的发展注入新的动力。后继学者的科研成果将为中医骨伤科学提供坚实的理论支持，并为临床实践带来新的突破，为患者提供更加有效的治疗方案。

5. 培养骨干，薪火相传

注重人才培养，毫无保留地把自己的经验和知识传授给后学，培养出更多优秀的中医骨伤科学人才，是中医骨伤科学薪火相传的重要保障。后继学者应通过师徒传承的方式，将自己的临床经验、技术技巧和理论知识系统地传授给年轻一代。在日常工作中，可通过临床带教、定期指导等形式，让徒弟在实践中不断成长，掌握中医骨伤科学的精髓。积极参与医学院校和医疗机构的教学工作也是培养人才的重要途径。后继学者应组织培训班、讲座等，系统培养中医骨伤科学人才。例如，可以开展系统的培训课程，对中医骨伤科学的基本理论和操作技能进行详细讲解和演示。通过这些教学活动，可以将中医骨伤科学的理论体系和临床技术全面传授给学生，确保他们具备扎实的专业基础和实践能力。

此外，鼓励和指导年轻学者参与科研项目，培养他们的科研能力和创新思维，是推动学科发展的重要手段。通过参与科研项目，年轻学者可以学习先进的研究方法，掌握最新的科研动态，提升自身的科研素养。应指导他们撰写科研论文，参加学术会议，分享研究成果，逐步培养他们成为学科领域的专家和学术带头人。建立和完善人才培养体系，提供良好的学习和发展环境，也是培养后辈的重要措施。应建立完善的导师制度，定期开展导师与学生的交流活动，了解学生的学习进展和需求，提供针对性的指导和帮助。同时，应加强对年轻学者的职业规划和发展支持，提供更多的学习和发展机会，激发他们的学习热情和创新动力。通过这些努力，不仅能够使中医骨伤科学得到传承和发展，提升学科的整体水平，还能够为中医药事业培养更多的优秀人才，实现中医骨伤科学的薪火相传和可持续发展。年轻一代的成长和进步，将为中医骨伤科学注入新的活力，推动学科不断向前发展。

6. 医乃仁术，修身养德

作为医者，要具备高尚的道德情操和责任感，始终以患者为中心，践行"仁心仁术"，关爱病患，做到医德医风与医术并重。医者应严格遵守医德规范，保持廉洁行医，始终将患者的健康和利益放在首位。面对患者时，要有同情心和耐心，尊重他们的人格尊严和合法权利，认真听取他们对病情的描述，细致地进行诊断和治疗，提供温馨、周到的服务。医者的责任不仅在于治病救人，更在于与患者建立一种信任关系，这种关系以诚实、透明和尊重为基础。通过建立这种关系，患者能够更好地配合治疗，从而提高疗效。应重视与患者的沟通，尊重患者的知情权和选择权，确保治疗过程公开透明。在治疗过程中，医者应详细解释病情、治疗方案和预期疗效，解答患者的疑问，消除他们的恐惧和焦虑。良好的沟通不仅能提高患者的满意度，还能增强他们对治疗的信心，从而促进康复。此外，医者还应尊重患者的隐私权，确保患者的个人信息和医疗记录不被泄露。

同时，医者应不断提升自己的道德修养和专业素质，通过阅读医德经典、参加道德培训等方式，强化自己的责任感和同情心。例如，可以学习《黄帝内经》《伤寒杂病论》等中医经典中的伦理道德观念，从中汲取仁爱和济世的精神。在日常工作中，医者应时刻保持自律，做到不为金钱和名利所动，始终将患者的福祉放在首位。医者不仅要有高尚的医德，还要具备精湛的医术，这样才能真正为患者提供优质的医疗服务。通过不断学习和实践，医者应掌握最新的医学知识和技术，更新治疗方法，确保自己能够应对各种复杂的病情。可以通过接受继续医学教育、参加专业培训和学术会议等方式，持续提升专业能力。

此外，医者应积极参与社区服务和公益活动，展现医者的社会责任感。例如，可以定期组织义诊、健康讲座等活动，向公众普及健康知识，帮助更多的人了解和预防疾病。这不仅能提高公众对中医骨伤科学的认知度和信任度，还能树立医者的良好形象，提升整个行业的社会认可度。通过这些努力，不仅能够提高个人的职业素养，还能够树立中医骨伤科学的良好形象，促进整个行业的健康发展。高尚的医德和精湛的医术，是医者赢得患者信赖的根本，也是中医骨伤科学不断发展的动力源泉。

三、学术成果

（一）创建中医正骨手法现代化研究新体系

朱立国教授在中医正骨手法的现代化研究中，通过旋提手法新技术的创立，建立了"规范创新—安全评估—循证评价—机理解析"为一体的中医正骨手法现代化研究新体系，为传统手法的科学化、标准化和现代化提供了坚实的基础。针对传统颈椎正骨手法主要依靠医生经验、发力角度和时机难以控制、颈椎活动容易超出生理范围造成损伤的问题，朱立国教授在中医"筋束骨"理论的指导下，创建了旋提手法新技术。该技术由医患配合完成，患者主动完成颈椎旋转、屈曲和再旋转的定位动作，达到关节绞锁稳态，医生则垂直向上进行预牵引，拉开关节囊，然后进行高速低幅的快速提拉，确保操作在生理范围内完成。传统的颈椎旋转手法由医生独自完成，且从侧方发力，难以精确控制发力的时间和角度，颈椎活动容易超出生理范围导致损伤，旋提手法让患者主动进行定位动作，再由医生进行垂直提拉，这一过程不仅使操作更为安全，还显著提高了疗效。该方法在保证安全性的同时，充分利用患者自身的生理运动，降低了手法操作的风险，体现了"筋束骨"理论在临床应用中的重要价值。

通过主持国家"十五"科技攻关计划项目，朱立国教授带领团队开展了"旋提手法治疗神经根型颈椎病的循证研究"。该研究由4家分中心共同完成，试验组采用旋提手法治疗，对照组采用公认的颈椎牵引方法治疗。研究过程中，团队采用了严格的质量控制、数据管理及统计学分析方法，确保研究结果的可靠性。通过国际公认的量表评价和主要效应指标量化评价，证实旋提手法治疗神经根型颈椎病的有效率为91.51%，且无严重不良事件发生。通过传感器实测、高速运动分析等技术，获取了旋提手法的在体力学和运动学参数，并与既往损伤参数比较，客观证实了其安全性。离体实验研究表明，旋提手法对椎动脉血流量、管径及流速无明显影响，进一步验证了其安全性。此外，在机制研究方面，团队通过髓核内压动态测量、三维重建与虚拟现实互动等方法，揭示该手法能够有效降低髓核内压力、调整椎体位移、增大椎间孔面积，从而松解受压神经根。旋提手法新技术已在全国范围内推广，其中18家医院的12000例患者的数据显示，旋提手法治疗神经根型颈椎病的有效率达90%以上。此外，旋提手法还在美国、德国、日本等21个国家和地区进行推广，进一步验证了其临床应用价值。旋提手法治疗颈椎病的系列研究成果显著，获得了2009年国家科学技术进步奖二等奖，该奖励是正骨手法领域的首项国家级科研奖励。此研究不仅在国内获得了广泛认可，还在国际上产生了重要影响。相关成果作为高级别证据，成功纳入 2017 年美国《颈痛治疗国际循证临床实践指南》，对全球骨伤科的研究和临床实践起到了引领和示范作用。

通过对正骨手法的科学研究和系统总结，朱立国教授带领团队率先建立了"规范创新－安全评估－循证评价－机理解析"为一体的中医正骨手法现代化研究新体系，深化了手法研究的科学内涵，为全球骨与关节退行性疾病患者提供了更加科学、安全、高效的治疗方案，进一步推动了中医骨伤科的发展和现代化。

（二）开创中医正骨手法智能化传承新模式

长期以来，中医正骨手法的传承与创新面临着诸多挑战。传统正骨手法的传承依赖于"手把手教"和"口传心授"的方式，这种方式存在重复性差、难以量化和评估、培训效率低以及具有安全隐患等问题。特别是颈椎旋转类手法，初学者实际操作机会少，学习效果难以客观、规范、统一地检验，行之有效的手法技术难以实现推广应用。为了应对这些问题，朱立国教授团队通过学科交叉，融合生物工程、人工智能等前沿科技，开发出了手法培训考核机器人。这一创新系统通过模拟头颈部的受力特性，实时监测和反馈手法操作的力学和运动学参数，填补了手法培训、考核和评估无法量化的空白，开创了智能化手法传承的新模式。

手法培训考核机器人由头部模拟装置、颈部模拟装置、脊柱模拟装置和控制系统组成。其机械设计考虑了颈部外形、功能以及旋提手法操作过程中的力学变化，确定了运动和连接方式、机械自由度、连杆参数和关节变量。根据临床手法力学及运动力学数据，设计了3种机械状态，以模拟不同体型的患者在旋提手法操作过程中的力学变化，尽可能模仿人体头颈部在操作过程中的受力特性。控制系统包括力学信号的实时监测、力学参数评价分析以及人机调控系统，在旋提手法量化研究的基础上，对该教学机器人进行了研发和临床应用研究。经过10余年的攻关，手法培训考核机器人具备智能化评价、语音实时反馈和视觉跟踪等人机互动功能。其控制系统基于力学和运动学研究，获取了手法操作的标准力学曲线图和运动学参数，并通过力－位移关系建立了颈椎生物力学数学模型，应用仿真软件验证了模型的合理性；研发的颈椎模拟装置满足了"颈椎柔顺性"和"手法操作实感"两大要求，形成了完整的手法培训考核系统。这一系统不仅解决了手法培训效率低、重复性差的瓶颈问题，还为手法的安全性和规范性提供了科学依据。

为了确保这一智能化系统的有效性，朱立国教授团队通过大量临床试验和数据收集，制订了标准化的操作流程和评价指标。结合力学测量仪和运动捕捉技术，朱立国教授团队对旋提手法进行了详细的力学量化研究。与传统的侧方扭转力相比，旋提手法以垂直向上的牵引力为主，大大降低了颈部损伤的风险。这一成果在国内外中西医领域均得到高度评价。这一系统不仅在教学和临床实践中得到了广泛应用，还在推动中医手法的国际化方面发挥了重要作用。日本脊柱脊髓检查协会事务长、亚洲微创脊柱外科峰会论坛创始人及主席伊藤不二夫教授称赞朱立国教授团队的研究工作，认为其引领了中医骨伤科学的现代化发展，促进了中医手法的国际化推广。

智能化手法培训考核机器人作为教学工具，在多所中医药大学推广应用，成为中医手法教学的新标准。相关研究成果已在国内外权威杂志上发表，为中医骨伤科学的发展提供了宝贵的理论和实践支持。研发成果在 2017 年获得国家科学技术进步奖二等奖，并被引入 7 所中医药大学作为新型教学工具，纳入研究生系列教材，开启了手法教学的新范式。智能化手法培训考核系统通过人机互动，提高了手法传承的效率和准确性。这一创新模式不仅在国内得到广泛应用，还推动了中医手法的国际化推广，受到了国际同行的高度认可。并通过国家级继续医学教育项目及国内外培训班，培训学员 5688 人次，并开展学术会议及讲座等推广交流，受众 5 万余人次。同时，依托该模式，朱立国教授团队研发了坐位腰椎旋转手法及腰椎斜扳手法培训考核系统。人民日报、科技日报等报道，"人机结合"的中医手法传承模式，是中医药传承精华、守正创新的生动实践。

（三）构建骨与关节退行性疾病治疗新方案

在中医药防治骨与关节退行性疾病的研究中，朱立国教授团队发现，这类疾病不仅仅是关节的退化，而是整个筋骨系统功能异常和生物力学改变的综合体现。骨与关节退行性疾病，如颈椎病、腰椎间盘突出症等，表现为疼痛、功能障碍，其本质是筋骨结构失调导致的生物力学失衡。中医学将这类疾病划归为"骨痹"和"骨痿"范畴，而"骨错缝，筋出槽"理论则是对这类疾病病机的高度概括，强调筋骨功能失调的生物力学原因，如关节微动不稳和肌肉韧带的力学特性异常，破坏了关节动静力系统的平衡。针对这一复杂的病理机制，朱立国教授团队长期坚持"临床实践促进理论创新，机理探索反馈临床"的研究思路，以提高临床疗效，降低复发率。研究模式为以经典中医理论为指导，以临床实践为支柱，通过临床试验和对疗效机制的深入研究，探索治疗方法，并努力将中医药与现代科技，特别是医学工程学等领域有机结合，通过规范化的基础与临床研究，实现从传统经验到现代科学方法的转变。

在实际治疗中，朱立国教授团队特别重视中医骨伤科的外治法，如手法治疗、中药熏洗、夹板固定、功能锻炼等，以调整力学结构、松解局部粘连、重塑应力分布，对多种骨与关节退行性疾病均有显著效果。针对应用过程中正骨手法操作欠规范、难以评价、存在安全隐患、传承效率低及该类疾病易复发等"卡脖子"难题，朱立国教授团队聚焦正骨手法操作技术创新与疗效提升，率先创立了中医正骨手法研究新体系、传承新模式，形成了骨与关节退行性疾病治疗的新方案、新方药。

朱立国教授团队研发了智能化手法培训考核机器人，开创了智能化手法培训考核新模式，填补了手法培训、考核、评价无法量化的空白，解决了手法培训效率低、重复性差的瓶颈问题。通过对正骨手法的研究和总结，朱立国教授团队深化了手法研究的科学内涵，并在腰椎和踝关节手法等方面开展研究，取得了系列成果，获得国内外同行的高度认可。朱立国教授团队的创新研究和成果在国内外杂志发表，成为中医骨伤科学领域的重要参考，为中医骨伤科学的发展提供了宝贵的理论和实践支持。

在"内外兼治、筋骨并重、医患配合"理念的指导下，朱立国教授创建了由旋提手法新技术、颈痛颗粒和颈椎康复操组成的神经根型颈椎病综合治疗新方案，并在国家"十一五"科技支撑计划的支持下进行了综合治疗方案治疗神经根型颈椎病的循证研究，该研究由 6 家分中心协同完成，结果证实其有效率达 96.17%，复发率由 22.41% 降低到 8.46%，无严重不良反应发生，成本效果比优势明显。该方案经国家中医药管理局组织再验证，有效率达 94.3%。国内中、西医权威专家评价，该研究首次提供了神经根型颈椎病中医综合治疗方案的高等级循证医学证据，解决了神经根型颈椎病愈显率低、复发率高的瓶颈问题，对骨伤科的同类研究起到了引领和示范作用，达到了国内领先水平。朱立国教授团队还建立了以坐位腰椎旋转手法为主治疗退行性腰椎滑脱症的综合治疗方案，通过涉及

535 例腰椎滑脱症患者的前瞻性、多中心、随机对照临床试验发现，经综合方案治疗后，患者的有效率由 60.38% 提高到 72.14%，且综合治疗方案可显著改善患者的日本骨科协会评分及疼痛视觉模拟评分，半年随访期内疗效稳定。以上两项综合治疗方案成果均纳入国家中医药管理局诊疗方案，并在全国 125 家医疗机构推广应用。研究获李时珍医药创新奖（2013 年）及中华中医药学会科学技术奖一等奖（2020 年），并入选首届中医药十大学术进展。

在科研成果方面，朱立国教授团队研发了具有自主知识产权的补肾活血方、益肾养髓方，医疗机构制剂宣痹洗剂，以及膝骨关节炎智能康复治疗仪。这些创新性的药物和设备不仅在治疗脊柱退行性疾病和膝骨关节炎方面取得了显著效果，还通过医工结合推动了中医特色疗法的工程化和智能化。特别是在第一、二届中医医院学科（专科）学术影响力评价中，朱立国教授团队在骨伤科学领域均排名第一，彰显了他在中医骨伤科学领域的学术领导地位。颈痛颗粒是首个针对神经根型颈椎病制成的中成药，能够有效改善患者的疼痛症状；融合传统功法八段锦原理创建的颈椎康复操，作为综合治疗方案的重要组成部分，起到了协同治疗、预防复发的作用。

四、经验传承与创新

（一）中医骨伤科学特色技术的传承与现代化

中医骨伤科学在长期的发展过程中，形成了独具特色的治疗技术，这些技术包括中药方剂、正骨手法、针灸、推拿等。经过千百年的临床实践和理论积累，这些技术展现出独特的疗效和丰富的文化内涵。然而，随着医学技术的不断进步和现代医学模式的转变，为了使这些传统技术在现代医学环境中继续发挥作用，必须在传承的基础上进行现代化和创新。如何在继承传统中医骨伤科学特色技术的基础上实现其现代化和创新，成为当前亟待解决的重要课题。现代化的关键在于利用先进的科学技术和研究方法，对传统技术进行系统的研究和验证。例如，通过现代药理学和分子生物学研究，揭示中药方剂的作用机制和有效成分，提高其科学性和可控性。对于正骨手法，通过生物力学研究和影像学技术，优化手法操作，确保其安全性和有效性。对针灸和推拿的研究则可以借助神经生理学和循证医学的方法，深入探讨其作用机制和临床疗效。

此外，中医骨伤科学的现代化还需要注重技术标准化和推广应用。应制订统一的技术操作规范和临床指南，确保不同医师在操作时的一致性和准确性，从而提高治疗效果和安全性。通过与现代医学结合，形成综合治疗方案，例如，将中药方剂与现代药物相结合，优化治疗策略；将正骨手法与现代康复训练相结合，促进功能恢复；将针灸、推拿与物理治疗相结合，增强治疗效果。在实现中医骨伤科学现代化的过程中，人才培养和学术传承也至关重要。通过建立系统的培训体系和传承机制，培养具有扎实理论基础和丰富临床经验的中医骨伤科学专业人才。同时，鼓励学术交流与合作，分享研究成果和临床经验，推动中医骨伤科学的持续发展。

（二）中医骨伤科学创新教育模式的探索与实施

中医骨伤科学的教育不仅要传承，还需与时俱进，探索并实施创新的教育模式，以培养出符合现代医疗需求的高素质中医骨伤科学专业人才。现代化的教学内容、教学方法，多元化的实践平台以及国际交流合作等，都是提升教育质量的重要途径。以下是一些创新教育模式的探索与实施措施。

1. 多样化的教学方法

（1）跨学科课程。开设跨学科课程，将中医骨伤科学与生物医学工程、康复医学等学科结合，培养学生的综合能力。例如，通过学习生物力学，学生可以更好地理解正骨手法的力学原理。跨学科课程能够拓宽学生的知识面，使其能够更全面地理解疾病的发生发展机制，从而提高诊疗效果。这种教学方式不仅增强了学生的理论基础，还能提升其解决复杂临床问题的能力，培养出具有多元视角的医疗人才。

（2）案例教学。利用真实病例进行教学，培养学生的临床思维能力和解决问题的能力。在案例教学中，学生不仅要学习如何诊断和治疗疾病，还要学会如何与患者沟通、如何进行团队合作等技能。案例教学可以通过多学科合作进行，例如，让学生在处理一个复杂病例时，综合运用中、西医的知识，提出综合治疗方案。通过这种方式，学生能够学会如何在复杂的临床环境中进行综合判断和决策，以提高综合素质。同时，案例教学还可以通过模拟演练、角色扮演等方式，使教学过程更为生动具体，提高学生的学习兴趣和实际应用能力。

（3）实践教学。增加临床实习和实践教学的比重，让学生在真实的临床环境中进行学习和锻炼。实践教学包括在医院实习、参与科研项目、进行社区医疗服务等。通过实践教学，学生可以将理论知识与临床实际相结合，提高他们的动手能力和临床思维能力。具体措施包括安排学生到不同类型的医疗机构进行轮转实习，参与多种形式的临床工作，确保其能够全面掌握各种临床技能。此外，实践教学还应注重反思与总结，鼓励学生在实践过程中不断总结经验，提升自我。

2. 师承教育的现代化

（1）师徒制教育与现代教育相结合。将传统的师徒制教育与现代教育方法相结合，既保留师徒制教育中个性化指导、经验传承的优点，又引入现代教育中的系统化、标准化教学。通过这种结合，学生不仅能够继承中医骨伤科学的传统技艺，还能够通过系统学习来掌握现代医学的最新知识和技术。这种模式不仅能提高学生的专业技能，还能培养其独立思考和创新的能力，使其在未来的职业生涯中具备更强的竞争力。结合现代教育技术，如在线学习平台和模拟教学设备，可以进一步提升师徒制教育的效果。

（2）名师工作室。建立名师工作室，由经验丰富的名老中医带领学生进行临床实践和科研。通过名师工作室，学生可以近距离学习名老中医的临床经验和技术操作，传承中医骨伤科学的精髓。名师工作室还可以成为学生进行学术交流和科研创新的平台，促进中医骨伤科学的发展。此外，通过名师引导，学生能够更深入地理解中医骨伤科学的核心理念和实践方法，有助于培养出一批具有深厚理论基础和丰富临床经验的专业人才。名师工作室还可以定期举办专题讲座和学术研讨会，进一步提升学生的学术水平。

3. 国际交流与合作

（1）国际合作办学。与国际知名大学和医疗机构合作，开展联合培养项目、交换生项目等。通过国际合作，学生可以接触到不同的医学理念和技术，开阔视野，提高综合素质。具体措施包括派遣学生到国际知名院校进行短期学习或实习，引进国外先进的教学资源和教育理念。这种合作办学模式不仅能提升学生的专业水平，还能增强其国际竞争力，使其能够更好地适应全球化的医学环境。通过国际合作，学生还可以学习其他国家在中医骨伤科学领域的先进经验和技术，进一步拓展其专业视野。

（2）国际学术交流。鼓励学生参加国际学术会议、发表学术论文、参与国际科研合作等。通过国际学术交流，学生可以了解最新的研究进展和动态，提高科研能力和学术水平。具体措施包括提供资金支持学生参加国际会议，组织学生与国际知名学者进行交流与合作。通过这种方式，学生能够在全球医学领域中找到自己的位置，提升其在国际学术界的影响力和话语权。同时，国际学术交流还能促进不同文化和学术思想的碰撞与融合，推动中医骨伤科学的发展。建立国际科研合作项目，可以使学生参与到全球领先的研究课题中，进一步提升其科研能力。

综上所述，中医骨伤科学教育模式的创新，需要综合运用现代技术、多学科融合、师承教育的现代化和国际交流与合作等多种手段，以培养出具有扎实理论基础和高超临床技能的中医骨伤科学专业人才。这些措施的实施，将为中医骨伤科学的发展注入新的活力，推动其在现代医学中发挥更大的作用。通过不断探索和实施这些创新教育模式，中医骨伤科学的教育将能够更好地适应时代的发展需求，为社会培养更多优秀的中医骨伤科学专业人才。创新教育模式的实施不仅能够提升教育质量，还能够为中医骨伤科学的学科发展提供坚实的人才保障，推动其在国际医学领域中占据更重要的位置。

第二章 颈椎病

一、概述

（一）现代医学对本病的认识

颈椎病是由颈椎的退行性变（即椎间盘退化、椎间关节增生、韧带病变等）引起相关组织（如神经根、脊髓、椎动脉和交感神经）受到压迫或刺激，导致一系列临床症状的疾病。主要表现为颈部疼痛、头晕、上肢麻木无力，甚至四肢无力、行走困难等，严重者会影响日常生活。颈椎病是临床常见病、多发病。据统计，我国颈椎病患病率为 3.8%~17.6%。随着我国老龄化的加重以及长期低头人群的增加，颈椎病的发病率不断增长并呈年轻化趋势，现已成为危害人们健康的重要公共卫生问题之一。

临床中，颈椎病的分型包括颈型、神经根型、脊髓型及其他型（包括椎动脉型、交感型），若同时合并两种或两种以上类型者为混合型。现讨论神经根型颈椎病、脊髓型颈椎病及椎动脉型颈椎病。

1. 神经根型颈椎病

神经根型颈椎病是各型颈椎病中发病率最高、临床最为多见的一种颈椎病，其发病是由颈神经根受到压迫所致。神经根型颈椎病多见于 40～60 岁人群，起病缓慢，但是也有急性发病者。临床主要表现为与颈神经根分布区相一致的运动障碍、感觉及反射异常，如上肢放射性疼痛或麻木。神经根型颈椎病多为单侧、单根神经根发病，但是也有双侧、多根神经根发病者。常发生于 C4～C7，好发节段依次是 C5～C6、C6～C7 和 C4～C5。

2. 脊髓型颈椎病

脊髓型颈椎病是由颈椎间盘退变、骨质增生、韧带肥厚或黄韧带增生肥厚等原因，导致颈椎脊髓受到慢性压迫，从而引发脊髓功能障碍。此病在中老年人中较为常见，且其发展具有不可逆性，故早期诊断和治疗至关重要。脊髓型颈椎病的临床表现多样，通常因脊髓受压部位的不同而有所差异。上肢麻木、无力感是典型表现，严重者可出现走路不稳、踩棉花感，逐步发展为下肢功能障碍。患者可能出现四肢的感觉异常，如麻木、刺痛感。尤其是当病变部位位于颈椎的较高节段时，可能引发广泛的感觉障碍。脊髓压迫可能导致上肢和下肢的肌力减弱，严重时会影响日常活动，甚至不能完成精细的手指动作。部分患者可能出现括约肌功能障碍，伴有尿急、尿失禁等症状，提示脊髓受压较为严重。

3. 椎动脉型颈椎病

椎动脉型颈椎病是由于颈椎退变导致椎动脉受压，进而引发脑供血不足或椎动脉缺血的症状，常见于中老年人。临床表现主要包括突发的眩晕，常伴随恶心和呕吐，尤其在头部运动时加重；后头部或颈部放射性疼痛；走路不稳；视物模糊或复视；耳鸣或听力下降；上肢无力和麻木感等。

（二）中医学对本病的认识

中医学认为，颈椎病归属于"筋伤"范畴，其发生与外感风寒湿邪、劳伤、情志不调、肝肾不足等有关。《素问·痹论》曰："风寒湿三气杂至，合而为痹也。"局部气血的运行会因为风寒湿邪的侵入而受阻，气血受阻则肌肉关节等无以为养，劳损、外伤和运动不当导致的筋骨失稳，都是导致颈椎病的外因。肝肾亏虚是年老患者的体质特点，肝肾亏虚则气血失源，气血不足则筋骨失养，这是导致颈椎病的内因。总体来说，颈椎病的病因以肝肾亏虚、气血痹阻、外感风寒湿为主，本虚标实，病情发展由表入里、由轻到重。根据《中医病证诊断疗效标准》，颈椎病可以分为以下5型。

1. 风寒湿型

该型主要表现为颈、肩、上肢麻木窜痛，头部有沉重感，颈背部肌肉僵硬冷痛、转侧活动不利，恶寒畏风等。

2. 气滞血瘀型

该型主要表现为颈、肩、上肢麻木刺痛，固定不移，关节肌肉肿胀、僵硬，或有硬结、瘀斑等。

3. 痰湿阻络型

该型主要表现为颈、肩、上肢重痛，肌肤麻木不仁，头痛昏蒙，头重如裹，纳呆等。

4. 肝肾不足型

该型主要表现为颈、肩、上肢麻木酸痛，肌肉瘦削，眩晕头痛，耳鸣耳聋，腰膝酸软等。

5. 气血亏虚型

该型主要表现为颈、肩、上肢麻木隐痛，头晕眼花，面色苍白，心悸气短，形体消瘦，倦怠乏力等。

（三）日常调护

颈椎病的日常调护包括诸多方面。如控制电子产品的使用时间，避免长时间低头；工作时适当地休息，并进行轻柔的颈部运动，避免颈部的疲劳。同时，调整电脑屏幕，使之与视线平齐或高于视线，并选择舒适的椅子；保证充足的睡眠，选择高度、弹性合适的枕头以保持颈部的自然曲线及颈部肌肉的放松；适度地进行颈肩部及背部肌肉锻炼，以增强颈椎的稳定性；保持均衡的饮食，摄入足够的营养，戒烟限酒；避免颈部外伤，注意颈部保暖；保持情志调畅，注意劳逸结合；定期进行相关的检查，根据医生的建议调整日常的调护方案等。

二、治疗经验与策略

（一）基本原则

颈椎病的治疗应遵循保守治疗优先、个体化治疗、阶梯治疗、综合治疗、避免过度治疗、功能恢复、长期管理、患者教育、心理支持、多学科合作、预防复发、持续监测等原则。这意味着治疗应从最简单、风险最小的方法开始，逐步增加治疗的强度，同时考虑患者的具体情况和偏好，将多种治疗方法相结合，以提高治疗效果和患者的生活质量。在治疗过程中，应避免不必要的手术或过度治疗，注重患者的功能恢复和长期管理，同时提供必要的心理支持和教育，以帮助患者了解疾病及其预防措施。当保守治疗无效或出现严重神经功能障碍时，可能需要考虑手术治疗，术后同样需要重视康复训练。在整个治疗过程中，安全性和有效性是最重要的考量因素，需要持续监测患者的症状变化和治疗效果，以确保治疗的安全性和有效性。

（二）中医内治法

1. 神经根型颈椎病

（1）风寒阻络证。

辨证：常在颈部感受风寒后发病，头、颈、肩、背沉重，颈肩疼痛、僵硬，活动不利，上肢窜痛麻木或手指拘急，恶寒畏风，遇寒加重，得温则舒。舌淡红，苔薄白，脉沉弦或沉缓，或浮紧。

治法：祛风散寒，通络止痛。

主方：葛根汤加减。

常用药：葛根、麻黄、桂枝、白芍、甘草、生姜、大枣、细辛、羌活。

方解：方中葛根为君药，味甘，性凉，解肌退热，生津舒筋，专治项背强急不舒，对颈项部肌肉痉挛、僵硬有良效；麻黄、桂枝为臣药，麻黄味辛，性温，宣肺解表，能散风寒之邪，开腠理，通经络，桂枝味辛、甘，性温，温通经脉，助阳化气，二药相配可增强祛风散寒之力。白芍、细辛、羌活、生姜、大枣为佐药，白芍味酸、苦，性微寒，养血和营，柔肝缓急，能缓解肌肉拘急疼痛，与桂枝相配可调和营卫；细辛味辛，性温，善走窜，祛风散寒止痛，专治头痛项强，为治疗颈肩痛要药；羌活味辛、苦，性温，祛风胜湿，通利关节，善治上半身风湿痹痛，对颈肩背部疼痛尤为适宜；生姜味辛，性温，温胃散寒，助麻黄、桂枝发散风寒；大枣味甘，性温，能补中益气，调和营卫，与生姜相配可调和脾胃。甘草为使药，调和诸药，并能缓急止痛。全方配伍，共奏祛风散寒、温经通络、舒筋止痛之功，使风寒得散，经络得通，筋脉得养，诸症自愈。

（2）血瘀气滞证。

辨证：常因颈部外伤或劳损而发病，颈肩部和（或）上肢刺痛，痛处固定，动则加剧，夜间尤甚，伴有肢体麻木，手指胀痛，指端紫暗。舌质红或暗红，或有瘀点、瘀斑，脉弦细或弦涩。

治法：活血化瘀，理气通络。

主方：颈2号方（协定处方）加减。

常用药：川芎、延胡索、葛根、白芍、威灵仙、羌活、桂枝、甘草、三七粉、鸡血藤。

方解：方中三七粉化瘀止血，活血定痛，以祛除在经之瘀血，为君药；川芎、延胡索活血行气、祛风止痛，为臣药；白芍养血敛阴、柔肝止痛，鸡血藤活血通络止痛，威灵仙、羌活祛风湿、通经络、止痹痛，桂枝、葛根发表解肌，甘草调和诸药，共为佐使。本方有活血化瘀、祛风除湿、行气止痛之功。

（3）气血亏虚证。

辨证：颈项胀痛沉重，神疲形倦，四肢麻木，倦怠乏力，步态不稳，气少言微，头晕目眩，面色少华，心悸气短，舌淡，苔少，脉细弱。

治法：益气养血，活血通络。

主方：黄芪桂枝五物汤（《金匮要略》）加减。

常用药：黄芪、桂枝、白芍、生姜、大枣、当归、川芎、葛根、丹参、鸡血藤、甘草。

方解：方中黄芪为君药，能大补肺、脾之气，益气固表，温养经脉；桂枝为臣药，温通经脉，助阳化气，与黄芪相配，能益气温阳，通行血脉。白芍养血敛阴，与桂枝相伍，可调和营卫；生姜温胃散寒，助桂枝温通经脉；大枣补中益气，与生姜相配，可调和脾胃，以上3药共为佐药。另加当归、川芎养血活血，增强通络之功；葛根升阳解肌，缓解颈项强痛；丹参、鸡血藤活血通络，改善局部血液循环；甘草调和诸药。全方共奏益气温阳、养血通络之效。

另外，朱立国教授针对神经根型颈椎病的治疗有以下一些常用的药对。①葛根配桂枝：葛根解肌退热、生津止渴，桂枝发汗解肌、温通经脉。两者合用可治疗太阳、阳明合病，发散风寒，解肌退热。②黄芪配川芎：黄芪健脾补中，川芎活血行气。两者共奏补气活血、通络之功，常用以补益气血，活血化瘀。③当归配黄芪：当归补血调经，黄芪健脾补中。两者合用可增强补气生血、活血止痛的功效。④川芎配当归：川芎活血行气，当归补血调经。两者共奏行气、养血、活血之功。⑤桂枝配白芍：桂枝发汗解肌，白芍养血柔肝。两者共用，调和营卫，驱除外邪。⑥白芍配甘草：白芍养血柔肝，甘草补脾益气。两者合用，养血柔肝、缓急止痛，常用于缓解痹痛。⑦桂枝配桑枝：桂枝温通经脉，桑枝利关节。两者伍用，通阳散寒，尤宜治疗肩臂痛。⑧桂枝配羌活：桂枝温通经脉，羌活解表散寒。两者合用，通阳散寒解表。⑨赤芍配红花：赤芍清热凉血，红花活血通经。两者配伍能活血散瘀、消肿止痛。⑩黄芪配防风：黄芪健脾补中，防风祛风解表。黄芪佐以防风，可增强祛风邪之功效。⑪地龙配当归：两者合用，通而不虚，补而不滞。

2. 椎动脉型颈椎病

（1）肝风挟痰上扰证。

辨证：头部眩晕，恶心，头枕、颈项疼痛，肢体麻木无力，步态不稳，面色黧暗，肌肤甲错，或痰多胸闷。舌质暗紫或有瘀点、瘀斑，苔白腻，脉弦涩。

治法：化痰通络，平肝息风。

主方：颈3号方。

常用药：天麻、钩藤、葛根、川芎、延胡索、白芷、细辛、黄芩。

方解：方中天麻甘平而润，入肝经，善于化痰息风而止眩晕；钩藤息风定惊，清热平肝，二者配伍，共为君药。葛根通经活络，助脾胃清阳之气上升；川芎、延胡索活血祛风止痛；白芷、细辛相配，辛散温通止痛。黄芩清热燥湿。诸药合用，共奏化痰通络、平肝定眩之效。朱立国教授常用此方合半夏白术天麻汤治疗痰瘀阻络证椎动脉型颈椎病伴眩晕患者，屡获良效。

（2）痰湿阻络证。

辨证：颈项沉痛，头重如裹，头昏目眩，肢麻不仁，疲倦无力，胸脘痞闷，泛恶欲呕，纳呆。舌淡红，苔厚腻，脉濡或弦滑。

治法：化痰利湿，舒筋活络。

主方：半夏白术天麻汤（《医学心悟》）加减。

常用药：半夏、天麻、茯苓、橘红、白术、甘草、生姜、大枣。

方解：方中以半夏、天麻为君药，其中半夏燥湿化痰，降逆止呕；天麻平肝息风而止头眩，两药合用，为治风痰眩晕头痛要药。白术、茯苓健脾祛湿，以治生痰之源，共为臣药。橘红理气化痰，使气顺痰消，为佐药。甘草调和诸药，为使药。另加生姜、大枣，以和中健脾。诸药合用，能使风息痰消，眩晕自愈。

（3）肝阳上亢证。

辨证：头晕目眩，头涨头痛，颈项强痛，心烦，急躁易怒，失眠多梦，口苦口干，耳鸣如潮，面红目赤，或兼见肢体麻木，舌红少苔，或苔薄黄，脉弦数或弦细数。

治法：平肝潜阳，清热息风。

主方：天麻钩藤饮（《中医内科杂病证治新义》）加减。

常用药：天麻、钩藤、生石决明、栀子、黄芩、川牛膝、杜仲、益母草、桑寄生、首乌藤、茯神。

方解：方中天麻平肝息风止眩，钩藤清热平肝，息风定惊，两药相须为用，共为君药。生石决明咸寒质重，平肝潜阳；栀子、黄芩清热泻火，折其亢阳，共为臣药。川牛膝引血下行，并补肝肾；杜仲、桑寄生补益肝肾；益母草活血利水；

首乌藤、茯神安神定志，此6药为佐药。全方配伍，共奏平肝潜阳、清热息风之功。

（4）血瘀气滞证。

辨证：头痛，痛有定处，头晕目眩，颈项强痛，转侧不利，疼痛性质多为刺痛，胸闷不舒，唇甲紫暗，舌质紫暗或有瘀点瘀斑，苔薄白，脉弦涩或细涩。

治法：活血化瘀，行气止痛。

主方：血府逐瘀汤加减。

常用药：桃仁、红花、当归、生地黄、川芎、赤芍、牛膝、桔梗、柴胡、枳壳、甘草、葛根、天麻。

方解：方中桃仁、红花为君药，桃仁苦甘平，破血行瘀，红花辛温，活血通经，二药相配，活血化瘀力强；当归、川芎、赤芍、生地黄为臣药，当归补血活血，川芎行气活血，赤芍清热凉血活血，生地黄清热凉血养阴，四药配伍，养血活血并用；柴胡疏肝解郁，枳壳行气宽中，桔梗开宣肺气，载药上行，三药为佐药，理气行滞，使气行则血行；牛膝活血通经，引血下行，防止瘀血上冲；葛根解肌舒筋，升清阳而通经络，天麻息风止眩，平肝定志，二药可加强通络止眩之效；甘草调和诸药。全方配伍，活血与行气并用，祛瘀与养血兼顾，上病下治，共奏活血化瘀、行气止痛、息风定眩之功，使瘀血得化，气机得畅，清窍得养，诸症自愈。

3. 脊髓型颈椎病

（1）气虚血瘀证。

辨证：颈项疼痛、僵硬，痛处固定不移、拒按，肢麻不仁，甚则痿废无力，步态不稳，面色淡白或面色暗滞，倦怠乏力，少气懒言。舌淡暗或淡紫，或有紫斑、紫点，脉涩。

治法：补气行血，活血化瘀。

主方：补阳还五汤。

常用药：黄芪、当归、川芎、赤芍、桃仁、地龙。

方解：方中黄芪补气，使气旺血行，瘀去络通。当归活血养血，化瘀不伤血。川芎、赤芍活血和营；桃仁活血化瘀；地龙性善走窜，通经活络，治疗肢体麻木。

（2）肝肾亏虚、督脉痹阻证。

辨证：颈项疼痛，屈伸不利，四肢麻木不仁，痿废无力，步态不稳或僵硬变形，肌肉瘦削，腰膝酸软；或畏寒肢冷，阳痿遗精，二便失禁；或头晕目眩，骨蒸潮热，面色潮红，心烦口干，失眠。舌质红，苔少，脉细数。

治法：补肾益髓，通督除痹。

主方：益肾养髓方。

常用药：巴戟天、熟地黄、鹿角霜、白芍、黄芪、桂枝、鬼箭羽、丹参、羌活。

方解：方中巴戟天、熟地黄为君药，巴戟天温补肾阳，熟地黄滋补肾阴。臣药鹿角霜补肾精不足，以助君药补益功效。佐以黄芪、桂枝益气升阳、温经通脉，鬼箭羽、丹参活血通经，白芍养阴柔肝。羌活祛风湿，利关节，助太阳气化，畅督脉经气，使药力达于颈部，达引经之功效。以上诸药共奏补肾通督、温经通脉之功。

（三）中医外治法

1. 旋提手法

手法属于技巧性较强的中医操作，《医宗金鉴·正骨心法要旨·手法总论》曰："机触于外，巧生于内，手随心转，法从手出……法之所施，使患者不知其苦，方称为手法也。"中医手法治疗具有节省成本、优效速效、施术简便、患者易于接受的优点。除较为严重的脊髓型颈椎病，大多数颈椎病以保守治疗为主。作为颈椎病保守治疗方案中的重要组成部分，中医手法可纠正关节紊乱与错位、解除局部筋骨异常应力、恢复局部生物力学平衡，从而将患者从"骨错缝，筋出槽"的病理状态调节为"骨正筋柔"的生理状态，且其有效性与安全性已经被大量学者通过临床和循证医学评价证实。朱立国教授在长期的实践摸索中，以旋转手法为基础加以创新，总结出了颈椎旋提手法，在提高疗效的同时增加了安全性和可控性。

（1）旋提手法治疗颈椎病的机制。

筋骨失衡，即"骨错缝，筋出槽"，是颈椎病的主要病因。《医宗金鉴·正骨心法要旨》云："或有骨节间微有错落不合缝者。"骨关节正常的间隙或相对位置关系发生了细微的改变，并引起关节活动范围受限时，称之为"骨错缝"或"骨缝开错"。"筋出槽"，则是指筋的形态结构、空间位置或功能活动发生了异常改变，可表现为筋强、筋歪、筋断等多种形式。人体是一个平衡的有机整体，长时间的筋结构失衡可引起骨结构的失衡，反之亦然。《素问·痿论》曰："宗筋主束骨而利机关也。"筋"束骨"失调则出现骨不稳定，"利机关"失调则出现运动功能障碍。从现代医学角度来说，调节筋骨之间的关系就是调整内源稳定性（椎体、椎间盘以及相连的韧带）和外源稳定性（附着在椎体上的肌肉）之间的关系，恢复静力和动力平衡。

旋提手法同时作用于颈椎的筋和骨上，是"正骨"与"理筋"的结合。从生物力学角度分析，正骨可以调整内源稳定性，理筋则可以改善外源稳定性，两者相辅相成，能改善颈椎病患者的筋骨失衡，恢复脊柱动静力学平衡。朱立国教授强调，正骨须先理筋。只有在颈肩部肌肉松弛的状态下，才能以巧劲完成正骨操作。理筋时要注意筋"喜柔不喜刚"的特性。放松手法要轻柔和缓，刚中有柔，柔中有刚，刚柔相济。正骨要"心明手巧"，正骨前要明晓病情，熟谙手法操作；正骨时轻巧短促，动作稳而不躁。

（2）旋提手法操作规范与要点。

患者端坐位，颈部自然放松，术者采用按法、揉法、揉法等放松颈部软组织后站于患者身后。让患者的头部沿水平方向旋转至极限角度，并最大程度屈曲，达到有固定感。术者以肘部托患者下颌，轻轻向上牵引 3～5 秒。嘱患者放松肌肉，然后肘部用短力快速向上提拉。操作成功可以听到一声或多声弹响（图1）。

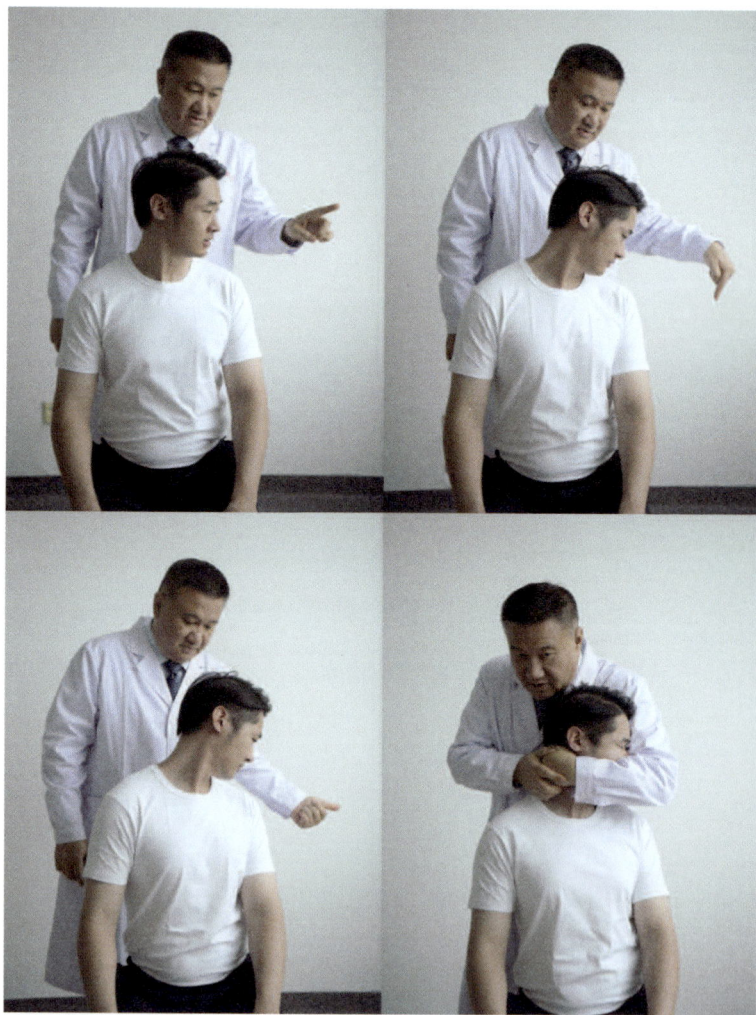

（a）左侧

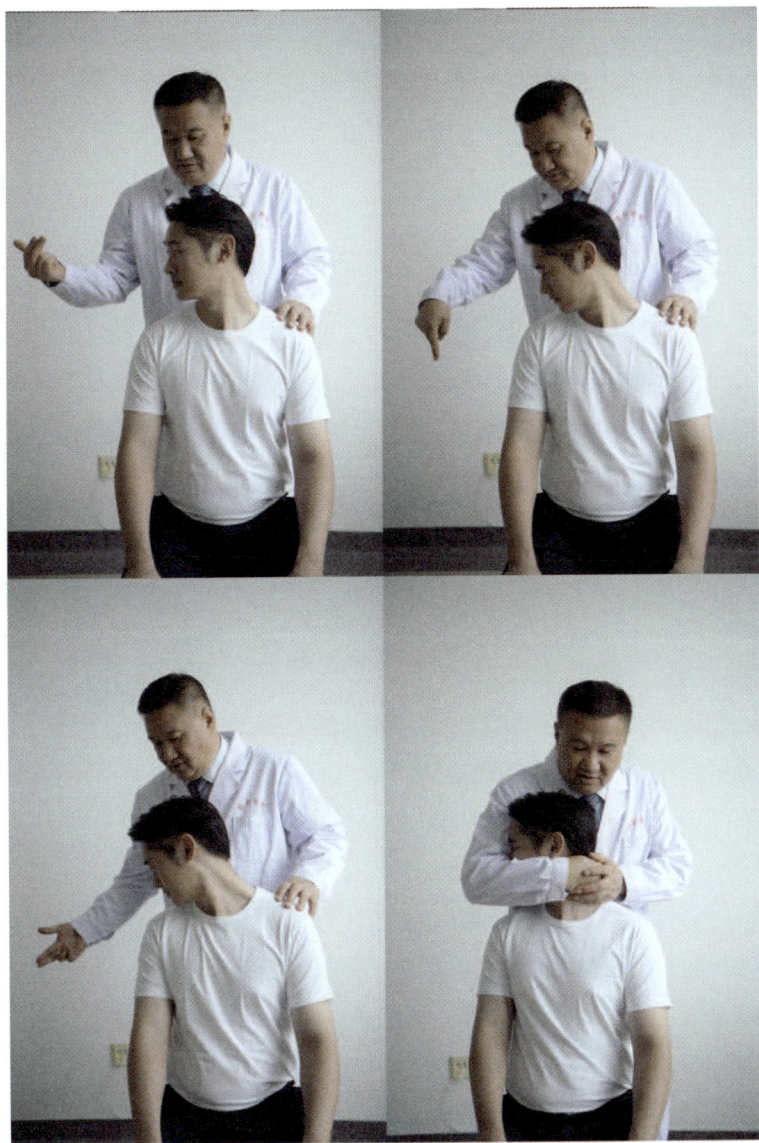

（b）右侧

图1 颈椎旋提手法

传统旋转手法需要术者主动旋扳患者颈椎，旋扳的幅度、力量与方向依赖于术者的经验，因此临床操作存在旋转过度的风险。据文献报道，不当的颈椎旋转手法可以引起恶心、呕吐、头晕、寰枢椎脱位、中风等。而旋提手法把风险最大的旋转动作交由患者主动完成，术者扳动发力方向改为了垂直向上，确保了颈椎旋转的角度在生理活动范围以内，从而提高了手法的安全性。

旋提手法操作可简化为"患者主动旋转、屈曲定位"和"术者预牵引后快速向上提扳"两个关键步骤。"患者主动旋转、屈曲定位"是手法成功的前提条件，其目的是达到颈椎小关节绞锁状态。如何判断患者是否达到理想的颈椎小关节绞锁状态？可通过以下方法进行鉴别：当患者旋转、屈曲达到极限位置时，术者沿前后方向平移患者头部时患者头颈部与躯干呈整体运动，表示已达到理想的颈椎小关节绞锁状态，反之则表示未达到理想的颈椎小关节绞锁状态。患者旋转、屈曲定位是在术者指导下由患者自主活动完成的，既可增加患者与术者之间的互动性与信任感，又可减少患者对扳动类手法的恐惧。通过患者主动旋转、屈曲定位还可以避免急性期患者在活动过程中诱发症状的加重。因此，临床上要重视该操作步骤。

"术者预牵引后快速向上提扳"是旋提手法操作成功的关键，具有"欲合先离，离而复合"的正骨复位特点。朱立国教授指出，术者预牵引是为了将呈绞锁状态的小关节缓慢拉开。在该过程中关节囊刚度随牵拉幅度的增加呈非线性迅速增加，术者可感到患者颈椎小关节越来越紧张；当达到一定紧张度时，关节囊将维持在高刚度状态直至关节与关节囊的空间关系发生改变，此时就是提扳操作的关键。

手法的力学研究发现，旋提手法从缓慢上牵到扳动操作结束的整个过程具有一定的规律性，即扳动力的大小取决于预加载力的大小。术者通过缓慢上牵的"试探"过程，经过高度感觉－运动功能的相互反馈、协调，最终找到关节绞锁的位置、了解并调整扳动患者所需的力度和幅度。研究显示，初学者在掌握旋提手法操作过程中最难以掌握的技巧是如何合理地进行发力操作，最常见的不规范操作分别为发力不当、提扳方向不垂直以及提扳时间过长。"术者预牵引后快速向上提扳"操作在一定程度上仍然需要术者通过反复练习积累经验方可掌握。

朱立国教授指出，施旋提手法时需要注意"夹、靠、松、抖"4个操作细节。①夹：术者前臂及前胸部要夹紧患者头部。术者用前臂及前胸部夹紧患者头部是顺利实现垂直向上发力的前提条件。初学者易出现发力错误的主要原因之一就在于发力时没有夹紧患者头部。若没有夹紧头部，术者发力时会依靠肘部向上提扳患者下颌部而导致患者头部后伸运动或扳动时出现过度旋转，增加手法操作风险。②靠：让患者腰背部靠在术者躯干或大腿上。③松：提扳操作前嘱患者放松肩部。上述两个操作细节的目的在于缓解患者肩背部肌肉的紧张度，使术者提扳操作时力量更好地集中在颈部，避免施旋提手法时因患者肩背肌紧张而影响提扳操作。④抖：术者提扳操作时要"以腰带肘"短促发力。清宫正骨手法强调正骨手法要"巧"，发力要"短促"，而"以腰带肘"的发力方式正是手法"巧"的关键。朱立国教授告诫：掌握扳动类手法并非一蹴而就，要想获得满意疗效需在细微处下功夫，并经过反复实践方可掌握"机触于外，巧生于内，手随心转，法从手出"的手法精髓。

对于不同病情的颈椎病患者，应用旋提手法时均应对颈部左右两侧进行治疗。旋提手法通过向上的提扳，可将扳动力传导至应力集中点，达到纠正异常应力、松解粘连的作用。一般情况下，建议先调整颈部活动受限明显侧，然后再调整对侧。因为初次应用旋提手法时患者比较配合，易操作成功，而手法操作成功后患者症状往往可得到即刻改善，有利于后续治疗。

旋提手法操作成功时往往伴有弹响声，提示扳动力已作用于颈椎关节并产生活动。朱立国教授在临床实践中强调，旋提手法操作时不应过度追求弹响声的产生，而应以感受到骨关节滑动感作为操作成功的衡量标准。临床观察发现，在颈椎骨质增生显著或局部软组织痉挛严重的患者身上，初次进行旋提手法操作时，弹响声多沉闷、滞涩甚至无弹响声。然而，随着治疗次数的增加，病情逐渐得到缓解，弹响声也会由沉闷转变为干脆、响亮。当颈部筋骨平衡得以恢复后，再次行旋提手法时，弹响声会明显减小或难以听到。朱立国教授认为，这种弹响声的变化规律，实际上反映了筋骨失衡状态逐步趋向平衡的过程；弹响声的出现与否，与手法操作的力度以及即时的镇痛效果均没有直接关联。

（3）旋提手法的"不定点"与"定点"。

上述旋提手法归属于不定点旋提手法范畴。然而，对于单椎体棘突明显偏歪的患者，可以采用定点旋提手法进行治疗。操作方法如下（以 C5 棘突向左侧偏歪为例）。患者端坐位，颈部自然放松，让患者头颈部自主水平向右旋转至极限角度，最大程度屈曲，然后再旋转达到有固定感，术者用右手肘部托患者下颌，左手拇指顶推 C5 棘突，右手肘部轻轻向上牵引，找到弹性感后用短力快速向上提拉，同时左手拇指向右推扳棘突。操作成功时可以听到一弹响声，并能感到左手拇指下棘突有跳动感。采用旋提手法进行定点操作，扳动时要轻巧，忌暴力操作；发力时要双手协调同步，若协调性差则影响定位操作效果；定位操作不宜过度追求一次性纠正偏歪棘突，暴力操作反而容易出现失误，甚至引起医源性损伤。上面所述的定点旋提手法操作主要适用于 C2 ~ C7 偏歪棘突的复位。由于寰椎无棘突，因此该方法并不适用。

过往曾有不定点旋提手法与定点旋提手法孰优孰劣的争论。朱立国教授认为，临床上，是否需要进行定点操作主要依赖于病情。不定点旋提手法扳动效果更好，扳动力可有效作用于颈椎应力集中部位，还能对颈椎整体进行力学调整；定点旋提手法则扳动幅度小，部位更为精准。因此，若多椎体受累，更适合应用不定点旋提手法；若单椎体偏歪，宜予定点操作。

（4）旋提手法治疗颈椎病的临床应用。

朱立国教授运用旋提手法治疗颈椎病常有立竿见影的功效，手法成功后患者即感神清目明，颈肩部紧张感得到明显缓解，因此患者满意度极高。朱立国教授建议隔日进行1次旋提手法治疗或1周2~3次，5~7次为1个疗程。临床观察发现，椎动脉型颈椎病患者接受1次手法治疗即可明显改善头晕症状，2周（共7次治疗）后可取得满意疗效；神经根型颈椎病患者接受手法治疗后，疼痛及麻木症状均可得到缓解，其中疼痛、麻木症状分别在第1次与第3次旋提手法治疗后明显优于颈椎牵引的疗效。对于颈椎不稳定的患者，朱立国教授认为应该慎重考虑手法治疗的频率与次数，颈椎不稳定的主要病因是筋骨关系的失衡，手法治疗能辅助患者恢复筋骨关系的平衡，但功能已经减退的筋主要依赖功能锻炼恢复其应有的弹力与张力，若手法操作频率过高容易使患者产生"手法依赖综合征"，反而不利于筋的功能恢复。因此，临床治疗时手法应以松筋为主，并指导患者进行功能锻炼。

（5）旋提手法治疗颈椎病的安全规范。相较于其他手法，脊柱手法的显著特征在于其力量之强劲与动作幅度之大，因此，其对机体组织的机械效应尤为显著。在进行脊柱手法操作时，需对脊柱及其附属结构施加动态负荷，以促使其空间位置发生相应变化。然而，若对这种应力效应和位移效应的控制不够精准，极易导致脊柱连接结构，如韧带、关节囊，乃至椎骨本身遭受机械性损伤。同样，由于神经、血管组织位于椎骨骨性结构之内或与之紧密相连，它们更易受到应力改变及骨性结构位置变化的影响。在所有脊柱节段中，颈椎相对脆弱，解剖结构更为复杂，且椎管容积较小，使得颈椎手法的安全性问题尤为显著。据文献报道，颈椎手法操作中常见的意外事件包括骨折、周围神经损伤、脊髓损伤、椎动脉或颈内动脉损伤，以及脑梗死等。由于这些损伤往往会导致患者发生不可逆的运动和感觉功能丧失，甚至危及生命，因此，对颈椎手法的安全性问题必须给予高度重视。

朱立国教授强调，应用手法要严格把握适应证、排除禁忌证，重视临床查体，操作前必须有影像学资料作为诊断及鉴别诊断依据。在明确疾病诊断的过程中，务必依托 X 线、CT 或 MRI 检查等影像学手段，以排除如肿瘤、结核及脊髓本身病变等骨质破坏性病变。在缺乏 X 线片支持的情况下，严禁盲目进行脊柱旋转或扳动手法操作。在旋提手法治疗过程中，不应以是否产生弹响声、棘突或横突是否恢复平整作为判断是否成功的标准，而应以手法操作前后患者临床症状和体征的改善为准绳。这样才能以最小的脊柱运动幅度和最小的手法力度完成手法操作，确保手法的安全性。术者对患者病情的准确把握和手法操作的熟练程度对手法的安全性至关重要。要达到熟练掌握的程度，唯一的途径是在"手摸心会"的指导下进行反复练习。手法操作技能的本质是运动条件反射的形成、强化和定型。

手法力量的应用应遵循辨证施治的原则，根据患者的年龄、性别、体质、病情等因素灵活调整。一般而言，形体健壮者宜用较重的手法，形体瘦弱者则宜用较轻的手法。在软组织损伤初期，局部肿胀明显时，手法宜轻，而在损伤后期，手法可适当加重。年老体弱者手法宜轻，初病体实者手法可适当加重。完整的手法操作过程应遵循"轻-重-轻"的原则，即开始和结束时手法宜轻，中间阶段手法应相对较重，以体现手法的轻重节奏变化。在具体操作时，需注意手法的轻重交替和点、线、面的结合运用，避免在某一部位持续使用重手法刺激。对有感觉障碍者，手法应用应格外慎重。

旋提手法的禁忌证如下。疑有或已确诊的颈椎及椎管内肿瘤、骨关节结核及骨髓炎；先天性颈椎畸形；诊断不明确的脊柱损伤伴脊髓损伤症状；脊髓型颈椎病；手法操作部位有严重皮肤损伤或皮肤病；既往曾有颈椎手术史。对于影像学检查（颈椎 CT 或 MRI）显示有颈椎间盘突出、轻中度颈椎管狭窄或后纵韧带骨化（局灶型）表现的患者，若无明确的颈部脊髓损伤表现及锥体束征，朱立国教授认为可以应用旋提手法，但强调手法操作必须规范，扳动时务必轻巧短促。另外，若患者颈椎单侧旋转角度小于45°时，应慎用旋提手法。因为单侧旋转角度小于45°时，颈椎小关节不能达到绞锁状态，此时提扳发力难以发挥正骨作用，而且旋转活动范围小可能提示颈椎解剖结构的异常（连续型后纵韧带骨化、颈椎融合、局部肌肉严重痉挛等），存在手法操作的风险。

2. 膝顶拉肩法

该手法多用于颈椎手法之后，以疏通脊柱上下之气血。

操作该手法时，患者取端坐位，双手交叉置于颈部后方，医生右足踩凳子并用膝部顶住患者胸椎中上部，双手置于患者肩前部，并向后拉伸，使患者展肩挺胸（图2）。

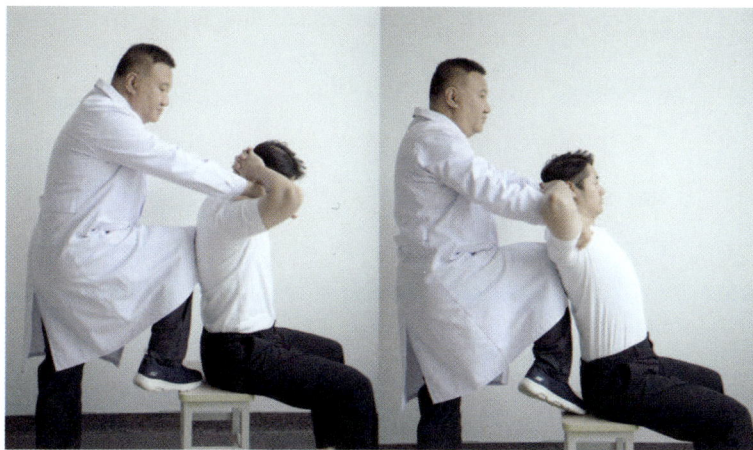

图2　膝顶拉肩法

3. 中药外用

中药外用是外治法中的重要组成部分，极具中医优势和特色。朱立国教授在临床诊治颈椎病的过程中，常遇到以局部疼痛为主诉且查体时局部疼痛点明确的患者，此时疾病初起，病位较浅，在筋肉之间，朱立国教授常选用膏药局部贴敷，对症治疗。朱立国教授强调，外用膏药仍应遵循辨证原则，以外感风寒、沉重强痛为主的寒湿阻络证可选用代温灸膏、骨通贴膏以祛风散寒、活络止痛；以劳损所致、痛处固定的气滞血瘀证可选用云南白药膏以活血化瘀、理气通络。若病情进一步变化，疼痛范围广泛，寒湿痹阻，兼有瘀血阻络，可选用宣痹洗剂外用，组方如下。

伸筋草 15 g	透骨草 15 g	海桐皮 15 g
威灵仙 15 g	苏木 15 g	千年健 15 g
红花 10 g	苍术 10 g	川牛膝 10 g
花椒 10 g	路路通 10 g	细辛 6 g
鸡血藤 15 g		

宣痹洗剂方中，伸筋草、透骨草、海桐皮、威灵仙、路路通祛风除湿、舒筋活络，直达病所；红花、苏木、鸡血藤活血化瘀，改善疼痛部位的血液循环，花椒、细辛温经散寒，增强散寒止痛之力；苍术燥湿健脾，助祛湿之功；川牛膝引药下行，兼能补肝肾，强筋骨。诸药合用，共奏散寒祛湿、活血通络之效。颈后部风府、风池、颈夹脊、大椎等穴位是治疗颈椎病和改善大脑血液循环的重要穴位，外敷颈部时，药物可直接作用于病灶局部及穴位，在一定温度条件下，皮肤毛孔扩张，有助于药物渗透，药物有效成分由穴位进入经络直达病所，充

分发挥药物对局部病变组织的药理效应；同时，药物外敷可扩张局部血管，改善微循环，发挥免疫调节及自由基清除作用，使局部致痛物质减少，从而起到消炎止痛、活血化瘀、温经通络的作用。此外，药物外敷还可以使因疼痛而出现紧张的颈部肌肉放松，有助于颈椎关节、椎间盘位置恢复正常，从而减轻或解除神经根的压迫。

（四）现代治疗方法介绍

颈椎病的现代治疗方法包括保守治疗、手术治疗、新兴方法治疗、心理治疗等。

1. 保守治疗

（1）西药口服。

常用药物包括非甾体抗炎药、肌肉松弛剂、类固醇药、神经营养剂等。西药通常具有明确的药理作用和作用机制，可以根据颈椎病的不同类型和症状选择相应的药物进行治疗。相较于一些传统治疗方法，西药口服后通常能较快地在体内发挥作用，缓解症状。

朱立国教授认为，口服西药能够快速缓解疼痛和炎症，特别适合颈椎病初期或急性期的患者。但是口服药物有副作用，长期服用可能引发胃肠不适、肾功能损伤等，不适合长期使用。

（2）物理治疗。

物理治疗手段包括颈部牵引、热敷、超声波和微波治疗等。通过这些物理手段，能够放松紧张的肌肉，改善颈椎的血液循环，减少炎症。特别是在急性期后，物理治疗可以帮助颈部恢复正常的活动范围，并改善肌肉的耐力。

朱立国教授认为，物理治疗的优势在于其是一种非侵入性疗法，能够帮助放松肌肉、减轻神经根压迫，还可促进血液循环，减轻颈椎负担。但是该种治疗方式的疗效因人而异，且需要定期治疗，耗时较长，对有严重的颈椎病变或神经损伤的患者疗效有限。

（3）康复锻炼。

朱立国教授借鉴传统功法的训练方法，结合现代医学对颈椎解剖结构和颈椎病病理特点的认识，创制了一套锻炼方法，命名为颈椎康复操。颈椎康复操的规范操作如下。

1）前屈后伸。患者取站立位，颈肩部放松。颈部缓慢向上拔伸，再缓慢前屈至最大幅度，静力保持 5 秒，后返回中立位；颈部缓慢向上拔伸，再缓慢后仰至最大幅度，静力保持 5 秒，后返回中立位。反复操作 10 次（图 3）。

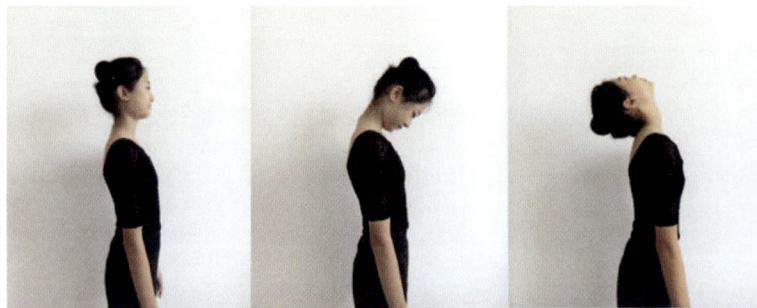

图 3　颈椎康复操——前屈后伸

2）回头望月。患者取站立位，颈肩部放松，双臂自然下垂，两足分开，与肩同宽。颈部缓慢向上拔伸，然后头颈向左侧旋转至最大幅度，同时双眼向左后上 45°方向眺望，再次用力拔旋颈部，静力保持 5 秒，后返回中立位。在右侧重复同样的动作。反复操作 10 次（图 4）。

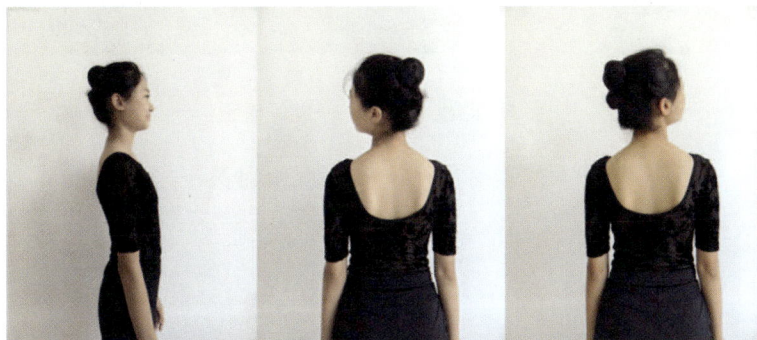

图 4　颈椎康复操——回头望月

3）旋颈望踵。患者取站立位，颈部保持中立位，颈肩部放松，双臂自然下垂，两足分开，与肩同宽。颈部缓慢向上拔伸，然后头颈向左侧旋转至最大幅度，同时双眼向后下方看，越过左侧肩部望向右侧足跟，后再用力旋低颈部，静力保持约 5 秒，后还原中立位。在右侧重复同样的动作。反复操作 10 次（图 5）。

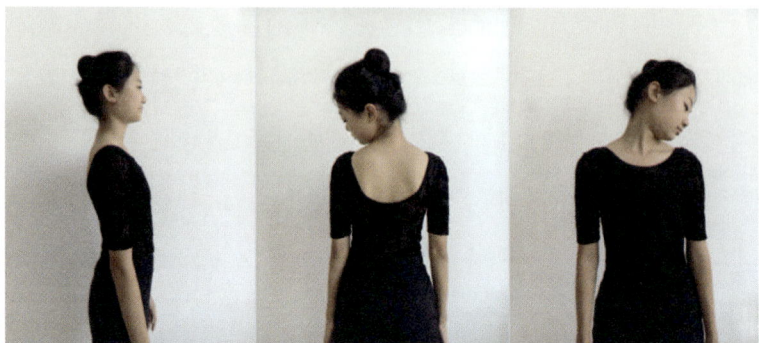

图 5　颈椎康复操——旋颈望踵

4）摇转双肩。患者取站立位，双臂自然下垂。双肩从中立位开始，依次缓慢地向后、向后上、向前上、向前做最大幅度的摇转，最后回至中立位，重复 10 次。再由前向后缓慢摇转 10 次（图 6）。

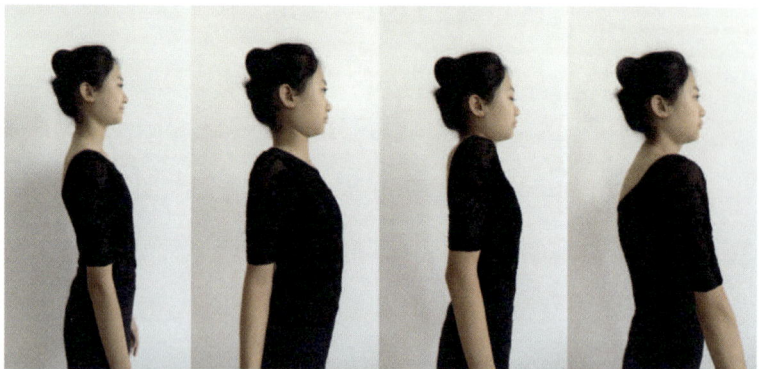

图 6　颈椎康复操——摇转双肩

5）雏鸟起飞。患者取站立位，双足分开，与肩同宽，双手在身后十指交叉相握，用力向后下方拉伸，同时耸肩，头颈部缓慢向上拔伸并后仰至最大幅度，使得颈肩背部肌肉用力收

缩，静力保持 5 秒，然后放松，恢复至中立位。反复操作 10
次（图7）。

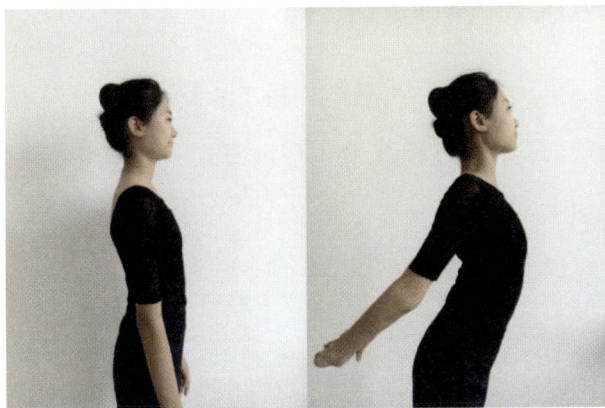

图7　颈椎康复操——雏鸟起飞

第一步"前屈后伸"，目的是拉伸颈前、颈后肌群，放松
肌肉，缓解痉挛，舒筋止痛；第二步"回头望月"、第三步
"旋颈望踵"顺应颈椎解剖结构，侧重改善颈椎的活动功能
（尤其是向左右旋转的功能）；第四步"摇转双肩"可松解颈
肩部肌筋膜粘连，缓解颈后伸肌群的疲劳；第五步"雏鸟起
飞"可激活颈后伸肌群，改善颈肩背部肌肉力量，增强肌肉
对颈椎的保护作用。五步操作简洁、连贯，易学易用。颈椎康
复操具有缓解肌肉痉挛、增强肌肉力量、松解粘连、滑利关
节、恢复或改善颈部活动功能、改善颈部循环等作用，可使颈
椎病从"筋急"的病理状态向"筋柔"的生理状态转变，解
除对骨的过度牵拉，缓解局部应力集中，并逐步调整静力平
衡，达到"骨正"的状态。研究表明，颈椎康复操能有效预

防颈椎病的复发，配合其他疗法使用，疗效更佳。

2. 手术治疗

（1）微创手术。

微创手术是一种有效且创伤较小的颈椎病治疗方法，包括射频消融术、经皮椎间孔镜等手术方式。与传统开放手术相比，微创手术通过小切口进行操作，在达到手术目的的同时，减少了对周围组织的损伤。

朱立国教授认为，微创手术方式无须大切口，出血少，痛感小，恢复快。但是相对开放手术来说复发率较高，部分患者可能需要重复治疗。

（2）开放手术。

开放手术包括椎间盘切除术、椎体间融合术、人工椎间盘置换术等。开放手术可以在医生的直视下进行，使得对病变部位的减压和处理更为直接和彻底，因此治疗效果明显。

朱立国教授认为，开放手术可以直接去除病灶，减轻神经根、脊髓压迫，适用于神经根、脊髓压迫较为严重的患者。但开放手术创伤较大，恢复时间长，且可能影响颈椎的生物力学稳定性，增加后续病变风险。

3. 新兴方法治疗

（1）干细胞疗法。

干细胞疗法通过注入干细胞来促进椎间盘组织再生，有可能延缓或逆转椎间盘的退变。这一疗法尚处于研究阶段，尽管效果初显，但仍需进一步研究以评估其长期效果和安全性。干细胞疗法有望成为未来颈椎病的生物治疗手段。

朱立国教授认为，该治疗方法有望促进椎间盘组织再生，可能延缓或逆转椎间盘退变，具有较好的潜在疗效。但是目前该疗法仍在研究阶段，且该疗法技术复杂，费用高昂，疗效的长期性和安全性尚未完全明确。

（2）生物材料修复。

生物材料修复是一种利用特殊材料填充和修复受损椎间盘和椎体的疗法，以恢复颈椎正常的生物力学特性。该疗法主要用于防止椎体变形及减轻神经根压迫，当前还在试验阶段，疗效尚需进一步验证。

朱立国教授认为，生物材料修复通过材料的介入修复椎间盘和椎体，有可能减少对颈椎的物理损伤，恢复颈椎的生物力学特性。但生物材料修复对技术要求高，适用性有限，且目前仍在临床试验阶段，长效性仍需验证。

（3）电刺激疗法。

电刺激疗法通过低频电流作用于患处，缓解慢性疼痛并促进神经和肌肉的恢复。此疗法适用于广泛性慢性疼痛患者，但无法消除根本病因。通常与其他治疗方法配合使用以达到更佳效果。

朱立国教授认为，电刺激疗法对慢性疼痛的缓解效果较好，且是一种非侵入性疗法，有助于神经和肌肉恢复，适合痛点分布广泛的患者。但是需要定期治疗，效果因人而异，对根本病因影响较小，症状缓解程度有限。

4. 心理治疗

心理治疗对于慢性疼痛的患者具有显著的辅助作用，尤其是情绪因素较为突出的患者。心理咨询和认知行为疗法，能够帮助患者更好地应对疼痛，改善情绪，缓解焦虑。

朱立国教授认为，心理治疗不能直接缓解颈椎病的生理症状，但在提升患者生活质量和治疗依从性方面效果明显。配合其他治疗手段，能够提升治疗效果。

三、颈椎病的典型病例介绍

（一）神经根型颈椎病

病例 1

赵某，女，42 岁。

首诊：2020 年 7 月 29 日。

主诉：颈肩背部疼痛不适 10 年，双手发麻 6 个月。

现病史：患者诉 10 余年前出现颈肩部疼痛不适，近半年来症状加重，双上肢麻木，胸背部疼痛，偶感头晕，既往曾于中国人民解放军空军特色医学中心行正骨治疗，诉外用膏药过敏。

查体：颈椎活动度可。臂丛牵拉试验，左侧（±），右侧（＋）。压颈试验，左侧（±），右侧（＋）。双侧霍夫曼征

（－）。右上肢皮肤感觉稍减退，血运及肌力正常。舌暗红，苔黄，脉弦。

辅助检查：颈椎MRI（2020年5月13日）示，颈椎退行性改变，C5~C6、C6~C7椎间盘突出。

诊断：神经根型颈椎病。

治疗：①中药口服7付；②颈椎旋提手法治疗1次。

口服中药处方：

威灵仙12 g	葛根10 g	延胡索10 g
川芎10 g	白术12 g	三七粉3 g（冲服）
桑枝9 g	羌活12 g	秦艽12 g
鬼箭羽10 g	木瓜10 g	麸炒薏苡仁12 g

诊疗分析：此例患者中医辨病为项痹病，辨证为血瘀气滞证。予以中药口服与颈椎手法治疗。中药重在活血化瘀、通络除痹，方中选用三七粉活血化瘀定痛为君，威灵仙、麸炒薏苡仁、白术、秦艽、羌活、桑枝、木瓜祛风湿、除痹痛共为臣药，佐以延胡索止痛，川芎活血行气，鬼箭羽破气通络，葛根引经通络、解项痛。手法治疗选用旋提手法，以舒筋活络、滑利关节、松解粘连。

二诊：2020年8月5日。

病史同前，症状有所减轻。舌暗红，苔黄，脉弦。

治疗：①中药口服14付；②颈椎旋提手法治疗2次。

口服中药处方：

威灵仙 12 g	葛根 10 g	延胡索 10 g
川芎 10 g	白术 12 g	三七粉 3 g（冲服）
桑枝 9 g	羌活 12 g	秦艽 12 g
鬼箭羽 10 g	木瓜 10 g	麸炒薏苡仁 12 g
地龙 6 g	当归 12 g	石斛 10 g

诊疗分析：患者病情有所改善，提示治疗有效。为加强活血通络功效，在前方基础上增加了地龙、当归，另加石斛以防祛湿药伤阴。继予颈椎手法治疗。

2020年8月12日、2020年8月17日及2020年8月26日3次复诊，均予以颈椎手法治疗。患者病情明显改善。

手法治疗颈椎病往往可以取得立竿见影的疗效。但病程长者，久病则入络，依靠单一手法治疗难以取得持久的满意疗效，且病情易反复。故此类患者需以中药内服调理经络，搜刮病邪，同时配合手法外用，内外兼治，疗效更佳。

病例2

李某，男，60岁。

首诊：2018年3月26日。

主诉：左上肢麻木1个月余。

现病史：患者诉1个月前无明显诱因出现左上肢麻木，发作渐频，程度无变化，以左手虎口区麻木为著，无头晕头痛，无持物不稳及行走踏棉感。

查体：颈部外观无畸形，颈部活动受限，后伸为著，压顶试验（＋），右侧颈椎间孔挤压试验（＋），臂丛牵拉试验（－），双上肢感觉、肌力、反射均未见明显异常。舌暗，苔黄腻，脉弦。

双上肢肌电图：未见特征性改变。颈椎 MRI：C4～C7 椎间盘突出，C6～C7 左侧神经根出口狭窄。

诊断：神经根型颈椎病。

治疗：中药口服 14 付。

口服中药处方：

延胡索 10 g	白芍 12 g	威灵仙 12 g
独活 10 g	川芎 10 g	葛根 12 g
桑枝 12 g	甘草 5 g	三七 3 g
黄芩 9 g	黄柏 12 g	厚朴 10 g
生薏苡仁 15 g	泽兰 10 g	秦艽 9 g
当归 12 g	地龙 6 g	

诊疗分析： 患者老年男性，操劳日久，伤及颈部气血筋脉，造成局部气滞血瘀，风寒湿邪乘虚侵袭，脉络痹阻，瘀血积于筋脉之间，久而成痹。经脉痹阻，气血运行不畅，无以濡养肢体，故上肢麻木。治则为活血通络除痹。方药以颈 2 号方为基础进行加减，以活血化瘀、通络止痛，考虑体内有热，故原方减桂枝换桑枝以通络；加秦艽补肝肾、除痹痛，加黄柏、黄芩清中焦、下焦湿热，加生薏苡仁、泽兰、厚朴温中理气、

渗湿除痹，加当归、地龙加强活血通络功效，诸药共奏活血通络除痹之功。

二诊：2018 年 4 月 9 日。

病史同前，左上肢麻木程度及次数均有减轻，现感颈肩部肌肉酸沉、易疲劳。舌暗，舌中部苔黄，脉弦。

治疗：①中药口服 14 付；②颈椎旋提手法治疗 1 次。

口服中药处方：

延胡索 10 g	白芍 12 g	威灵仙 12 g
独活 10 g	川芎 10 g	葛根 12 g
桑枝 9 g	甘草 5 g	三七 3 g
黄芩 12 g	黄柏 9 g	厚朴 12 g
生薏苡仁 15 g	泽兰 10 g	秦艽 9 g
当归 12 g	地龙 6 g	木瓜 9 g

诊疗分析：患者病情好转，治疗有效。考虑患者颈肩部肌肉酸沉不适，前方去白芍、甘草，加木瓜以舒筋活络。目前黄苔集中于中焦，故减黄柏用量，加黄芩、厚朴用量。另增加颈椎旋提手法治疗以加强舒筋活络功效，并滑利关节。

神经根型颈椎病在中医学属于"项痹病"等范畴，由肝肾亏虚、气血虚弱，风寒湿邪痹阻经脉而发病。神经根型颈椎病多分期、分型治疗，对神经根型颈椎病患者的中药内治基本原则是活血化瘀、通络止痛。在辨证论治的基础上，运用疏散风寒、活血化瘀、舒筋通络的药物治疗神经根型颈椎病，可以起到良好的临床疗效，随着病情的变化，用药应随证加减。

（二）椎动脉型颈椎病

病例 1

刘某，女，39 岁。

首诊：2019 年 1 月 9 日。

主诉：颈僵伴发作性头晕 4 天。

现病史：患者 4 天前劳累后出现上述症状，头晕发作与颈部活动有关，严重时伴恶心呕吐，休息后可逐渐缓解，无耳鸣耳聋，无言语不利。否认高血压病史。

查体：神清语利。颈部活动受限。颈肌紧张。颈部屈伸运动试验（＋）。旋颈试验（＋）。双侧椎间孔挤压试验（－）。双侧霍夫曼征（－）。舌淡暗，苔白腻，脉弦濡滑。

辅助检查：X 线片示，颈椎轻度退行性改变伴失稳。

诊断：椎动脉型颈椎病。

治疗：中药口服 7 付。

口服中药处方：

川芎 10 g	天麻 10 g	延胡索 10 g
黄芩 10 g	白芷 6 g	葛根 12 g
钩藤 10 g	法半夏 12 g	石菖蒲 12 g
生薏苡仁 15 g	砂仁 6 g	炒白术 15 g
竹茹 12 g	泽兰 12 g	当归 12 g

地龙 6 g   茯苓 12 g   黄芪 15 g

诊疗分析：该患者中医辨证为颈椎病痰瘀互结证，治则为活血化瘀、祛湿通络、平肝止眩。处方以颈 3 号方合半夏白术天麻汤加减而成。方中天麻、钩藤平肝息风止眩为君药；川芎、当归养血息风，法半夏燥湿化痰、降逆止呕，炒白术运脾燥湿，茯苓、砂仁健脾渗湿，竹茹、生薏苡仁渗湿通络，泽兰活血化瘀、祛湿除痹，黄芩清肝燥湿，共为臣药；佐以延胡索止痛，白芷祛风燥湿，石菖蒲开窍醒神，黄芪益气健脾，地龙通络，葛根助脾胃清阳之气上升。

二诊：2019 年 1 月 16 日。

患者诉头晕发作次数减少，头晕程度较前减轻，颈痛亦缓解，另诉服药后胃部不适，纳食不馨，大便不成形。舌淡暗，苔白腻少津，脉弦濡。

治疗：①中药口服 14 付；②颈椎旋提手法治疗 1 次。

口服中药处方：

川芎 10 g	天麻 10 g	延胡索 10 g
黄芩 10 g	葛根 12 g	钩藤 10 g
法半夏 12 g	麦芽 9 g	芡实 9 g
玉竹 10 g	炒白术 15 g	神曲 9 g
泽兰 12 g	当归 12 g	地龙 6 g
茯苓 12 g		

诊疗分析：患者颈痛、头晕症状好转，治疗有效。但服药后胃部不适，纳食不馨，大便不成形，考虑脾胃虚弱、胃阴不足，故调整治则为活血通络、平肝止眩、健脾养胃。在前方基础上减白芷、石菖蒲、生薏苡仁、砂仁、竹茹、黄芪，加芡实健脾止泻，加玉竹养胃生津，加麦芽、神曲健脾开胃。

颈3号方是中国中医科学院望京医院治疗颈性头晕的常用方，由天麻、钩藤、葛根、川芎、延胡索、白芷、细辛、黄芩组成，具有化痰通络、平肝定眩的功效。朱立国教授常用此方合半夏白术天麻汤治疗痰瘀阻络证眩晕患者，屡获良效。颈椎旋提手法也是治疗椎动脉型颈椎病的有效手段，常配合中药应用。

病例2

于某，男，64岁。

首诊：2019年8月28日。

主诉：头晕1周余。

现病史：患者自述头晕、恶心1周，伴颈强，偶有头痛，否认双上肢疼痛、麻木等不适，血压130/70 mmHg，1个月前曾有头部外伤史。

查体：右侧C3～C5脊旁肌压痛（＋）。压颈试验（－）。双侧椎间孔挤压试验（－）。双侧臂丛牵拉试验（－）。双侧霍夫曼征（－）。旋颈试验（±）。舌暗，舌边有齿痕，苔厚腻，脉弦。

辅助检查：颈 X 线片示，①颈椎生理曲度变直；②颈椎退行性改变。

诊断：椎动脉型颈椎病。

治疗：中药口服 7 付。

口服中药处方：

延胡索 10 g	白芷 9 g	川芎 12 g
葛根 12 g	天麻 10 g	钩藤 10 g
细辛 3 g	黄芩 10 g	生薏苡仁 12 g
木瓜 12 g	乌梢蛇 6 g	清半夏 9 g
竹茹 6 g		

诊疗分析： 该患者辨证为痰瘀阻络证。中药处方是在颈 3 号方基础上加减而成。方中天麻、钩藤息风定眩，共为君药；清半夏燥湿化痰、降逆止呕，川芎活血化瘀，共为臣药；佐以黄芩清肝降浊，白芷、细辛开窍止痛，延胡索活血止痛，生薏苡仁、竹茹渗湿通络，葛根解肌通络，乌梢蛇祛风通络，木瓜舒筋活络。以上诸药共奏燥湿化痰、活血通络、平肝定眩之功。

《素问·至真要大论》曰："诸风掉眩，皆属于肝。"弦脉主饮主痰。该患者乃是痰瘀互结、痹阻经络，肝气失调，肝风夹痰浊之气上扰清窍，发为本病。方中清半夏除湿化痰、健脾止呕为世所知，而李士懋认为半夏兼具辛开下气之功，古人有"治肝不应，当取阳明"之语，阳明清则肝气下降不为逆，此之谓也。

（三）脊髓型颈椎病

病例 1

王某，女，63 岁。

首诊： 2019 年 7 月 24 日。

主诉： 间断颈痛 10 余年，双下肢无力、行走笨拙 1 个月。

现病史： 患者自述长期伏案工作致颈部疼痛 10 余年，1 个月前出现双下肢无力，行走笨拙，有踩棉花感，无心脑血管病史。

查体： C4～C6 右侧脊旁肌压痛（＋）。压颈试验（－）。双侧臂丛牵拉试验（－）。双侧霍夫曼征（＋）。旋颈试验（－）。双上肢肌力、感觉、活动功能正常。双侧巴宾斯基征（＋）。双下肢股四头肌、踇背伸肌肌力减退，双下肢感觉、活动功能正常。舌暗红，苔黄腻，脉濡滑。

辅助检查： 颈部 MRI 示，颈椎退行性改变，C5～C6 椎间盘突出，压迫硬膜囊，相应节段脊髓呈高信号影。

诊断： 脊髓型颈椎病。

治疗： 中药口服 14 付。

口服中药处方：

巴戟天 9 g	熟地黄 12 g	鹿角霜 12 g
白芍 12 g	黄芪 30 g	桂枝 6 g
丹参 9 g	鬼箭羽 12 g	羌活 6 g

黄芩 9 g　　　　　生薏苡仁 12 g　　　　黄连 10 g

诊疗分析：该患者患脊髓型颈椎病，年老体虚，肝肾亏虚，痰瘀阻络。中药处方是在益肾养髓方基础上进行加减而成。方中巴戟天、熟地黄为君药，巴戟天温补肾阳，熟地黄滋补肾阴。臣药鹿角霜补肾精不足，以助君药补益功效。佐以黄芪、桂枝益气升阳、温经通脉，鬼箭羽、丹参活血通经，白芍养阴柔肝，生薏苡仁祛湿通络。羌活祛风湿，利关节，助太阳气化，畅督脉经气，使药力达于颈部，达引经之效。结合舌象，又有痰瘀化热之象，加用黄芩、黄连清利郁热，亦避免了补肾药物过于温补。以上诸药共奏补肾通督、温经通脉、化痰清热之功。

二诊：2019 年 8 月 7 日。

患者诉颈部疼痛略减轻，双下肢无力、行走笨拙尚无明显变化。舌暗，苔黄腻，脉濡滑。

治疗：中药口服 14 付。

口服中药处方：

巴戟天 9 g　　　　　熟地黄 12 g　　　　鹿角霜 12 g

白芍 12 g　　　　　黄芪 30 g　　　　　桂枝 6 g

丹参 9 g　　　　　鬼箭羽 12 g　　　　羌活 6 g

黄芩 9 g　　　　　生薏苡仁 12 g　　　　黄连 10 g

当归 12 g　　　　　地龙 6 g

诊疗分析：患者病情较重，病程较长，治以上方加用当归、地龙以助通络之功。

三诊：2019 年 8 月 21 日。

患者诉颈部疼痛减轻，双下肢无力略好转。舌暗红，苔黄腻，脉濡滑。

治疗：中药口服 14 付。

口服中药处方：

巴戟天 9 g	熟地黄 12 g	鹿角霜 12 g
白芍 12 g	黄芪 30 g	桂枝 6 g
丹参 9 g	鬼箭羽 12 g	独活 6 g
石决明 15 g	生薏苡仁 12 g	黄连 12 g
当归 12 g	地龙 6 g	甘草 5 g

诊疗分析：该患者患脊髓型颈椎病，应用中药 1 个月后有所好转，继予上方加减再服 1～2 个月以获功。

四诊：2019 年 9 月 4 日。

患者诉颈部疼痛减轻，双下肢无力及行走笨拙感好转，踩棉花感减轻。舌暗红，苔黄，脉滑。

治疗：中药口服 21 付。

口服中药处方：

巴戟天 9 g	熟地黄 12 g	鹿角霜 12 g
白芍 12 g	黄芪 30 g	桂枝 6 g
丹参 9 g	鬼箭羽 12 g	独活 12 g

| 石决明 15 g | 生薏苡仁 12 g | 黄连 12 g |
| 当归 12 g | 地龙 6 g | 茯苓 12 g |

诊疗分析： 患者服药月余有所好转，继予上方，独活调整为 12 g，去甘草，加用茯苓健脾利湿。

五诊： 2019 年 9 月 25 日。

患者诉双下肢无力及行走笨拙感好转，踩棉花感减轻。舌暗红，苔黄，脉滑。

治疗：中药口服 14 付。

口服中药处方：

巴戟天 9 g	熟地黄 12 g	鹿角霜 12 g
白芍 12 g	黄芪 30 g	桂枝 6 g
丹参 9 g	鬼箭羽 12 g	独活 12 g
石决明 15 g	黄连 12 g	当归 12 g
地龙 6 g	茯苓 12 g	白术 9 g

诊疗分析： 患者服药后有所好转，去生薏苡仁，再加白术健脾利湿，顾护中焦。

脊髓型颈椎病是颈椎病中最为严重的类型，手术比例较高。但对部分轻症或不耐受手术的患者，中药治疗也有用武之地。益肾养髓方阴阳双补，通络养髓，服之 2~3 个月大有裨益。

病例 2

关某，男，75 岁。

首诊：2019 年 1 月 9 日。

主诉：颈痛、手麻胀伴走路不稳 3 个月。

现病史：患者 3 个月前无明显诱因出现颈痛、双手麻胀伴双下肢走路不稳，有踩棉花感，双手持物欠稳，症状逐渐加重，无言语不利。既往有颈椎病病史 10 余年，高血压病史 10 余年，冠心病病史 5 年，否认脑梗死病史。

查体：颈部后伸活动时可诱发手麻加重。颈部椎旁肌及斜方肌紧张并有压痛。压颈试验（±）。双侧颈椎间孔挤压试验（+）。双手握力 4＋级。双侧霍夫曼征（＋）。双下肢肌张力增高，腱反射活跃，双侧踝阵挛（±）。双侧巴宾斯基征（±）。舌暗红，苔厚腻，脉弦略滑。

辅助检查：颈椎 MRI 示，颈椎退变，C3～C7 椎间盘不同程度突出，继发椎管狭窄，未见明确脊髓变性征象。

诊断：①脊髓型颈椎病；②项背肌筋膜炎。

治疗：中药口服 14 付。

口服中药处方：

川芎 10 g	延胡索 10 g	葛根 10 g
白芍 12 g	威灵仙 10 g	独活 12 g
桑枝 10 g	甘草 5 g	三七粉 3 g（冲服）
黄芩 12 g	生薏苡仁 15 g	厚朴 12 g

秦艽 12 g　　　　徐长卿 10 g

诊疗分析：本例患者的中医病证为项痹病，血瘀气滞证，治则为活血通络、祛湿除痹。方中选用川芎、威灵仙活血通络、除痹止痛，为君药；生薏苡仁、秦艽、徐长卿、独活、桑枝祛风湿、除痹痛，共为臣药；佐以延胡索、白芍止痛，三七粉活血化瘀，黄芩清热燥湿，厚朴燥湿除痹；葛根和甘草为使药，葛根引经通络，甘草调和诸药。

二诊：2019 年 1 月 23 日。

患者诉颈痛、手麻症状均较前减轻，走路不稳感亦有改善。舌暗红，苔白腻，脉弦略滑。

治疗：中药口服 7 付。

口服中药处方：

川芎 10 g	延胡索 10 g	葛根 10 g
白芍 12 g	威灵仙 10 g	独活 12 g
桑枝 10 g	甘草 5 g	三七粉 3 g（冲服）
黄芩 12 g	生薏苡仁 15 g	厚朴 12 g
秦艽 12 g	徐长卿 10 g	茯苓 10 g

诊疗分析：患者病情有改善，提示治疗有效，治则不变。患者舌脉提示痰湿仍存，故在前方基础上加茯苓 10 g 助渗湿通络除痹。

三诊：2019 年 1 月 30 日。

患者诉用药后诸症均有改善。舌暗红，苔白腻，脉弦略滑。

治疗：中药口服14付。

口服中药处方：

川芎10 g	延胡索10 g	葛根10 g
白芍12 g	威灵仙10 g	独活12 g
桑枝10 g	甘草5 g	三七粉3 g（冲服）
黄芩12 g	生薏苡仁15 g	厚朴12 g
秦艽12 g	徐长卿10 g	茯苓10 g

诊疗分析：患者病情逐步改善，治则及用药不变。

四诊： 2019年2月13日。

患者诉颈痛、双手麻胀及走路不稳的症状均较前进一步改善，颈部活动转侧不利。舌暗红，苔白腻，脉弦略滑。

治疗：中药口服14付。

口服中药处方：

川芎10 g	延胡索10 g	葛根10 g
白芍12 g	威灵仙10 g	独活12 g
桑枝10 g	甘草5 g	三七粉3 g（冲服）
黄芩12 g	生薏苡仁15 g	厚朴12 g
秦艽12 g	徐长卿10 g	茯苓10 g
木瓜6 g		

诊疗分析：患者病情进一步改善，治则不变。考虑患者颈部活动不利，在前方基础上加木瓜以柔筋活络。

五诊： 2019 年 2 月 27 日。

患者诉颈痛及双手麻胀症状基本消失，久行时略感走路不稳，颈部活动不利有所改善，另诉近日失眠，入睡后易醒，平素易急躁。舌暗，苔白腻，脉弦略滑。

治疗：中药口服 14 付。

口服中药处方：

川芎 10 g	葛根 10 g	威灵仙 10 g
三七粉 3 g（冲服）	黄芩 12 g	生薏苡仁 15 g
厚朴 12 g	秦艽 12 g	徐长卿 10 g
木瓜 6 g	首乌藤 12 g	代赭石 10 g（先煎）
石菖蒲 9 g	炒酸枣仁 12 g	

1 个月后随访，患者诉诸症均消失。

诊疗分析：患者病情明显好转，目前处于康复期，继予中药口服治疗。为兼顾失眠，治则适当调整为活血通络、祛湿除痹为主，镇肝宁心安神为辅。考虑颈痛及双手麻胀症状明显缓解，故在前方基础上减延胡索、白芍、独活、桑枝、甘草、茯苓；为改善睡眠，加炒酸枣仁、首乌藤、代赭石和石菖蒲。

补气活血通络之补阳还五汤及益肾养髓、通督除痹之益肾养髓方是治疗脊髓型颈椎病的主要处方。对该患者选用了活血通络、祛湿除痹立法遣方论治。考虑患者高龄，但舌脉上并无明显肾虚表现，结合症状分析，其本质为血瘀湿阻致脉络不通诱发本病。临床上，不应该见脊髓型颈椎病就一味用补法，而应重视辨证分析。就该患者而言，予以活血祛湿后经络自通，此乃"以通为补"的一个典型案例。

四、疗效评价与经验总结

朱立国教授根据祖国医学"筋束骨"的理论，结合牵引的作用特点，在继承传统旋转手法的基础上，创立了颈椎旋提手法，并建立了相关的操作规范。同时，研发了旋提手法操作力学测量仪，确立了手法操作的力学参数，获得了颈椎旋提手法力学曲线图，形成了手法学习、培训和考核的客观量化标准，改变了仅靠手手相传、口口相授的手法传承历史，建立了手法教学、考核的新模式、新思路。

朱立国教授将旋提手法应用于神经根型颈椎病的治疗中，首次采用多中心随机对照的现代循证医学研究方法，量化主要效应指标，制订了神经根型颈椎病疗效评定指标体系，客观评价了旋提手法治疗神经根型颈椎病的有效性和安全性，结果显示其有效率为91.51%，无严重不良反应。

朱立国教授首次建立了客观、量化的神经根型颈椎病的复发标准，系统评价了神经根型颈椎病复发的相关因素，填补了该领域的空白，复发的量化标准增加了颈椎病治疗效果评价的准确性、客观性和可比性。

基于中医治未病、筋骨并重、动静结合等理念，朱立国教授建立了适于普及的颈椎康复操，形成了以复发相关因素为依据的颈椎病生活指导意见，经研究，颈椎康复操配合治疗可使颈椎病的复发率由22.41%降低至8.46%。

综合旋提手法、颈椎康复操及中药内服，朱立国教授依据中医治疗神经根型颈椎病防治结合、寓治于防的特色和优势，制订了集治疗、康复和防复发为一体的中医综合疗法治疗神经根型颈椎病的临床方案，通过循证医学研究证实了该方案的愈显率、有效率分别为53.61%、96.17%。该方案发挥了中医内服、外治相结合的优势，在提高疗效、防止复发等方面均有重要意义。

在信息化时代，随着电子设备的广泛普及和工作、生活方式的改变，颈椎健康问题已成为我国当前面临的重大全民健康问题之一。不良的日常生活和工作习惯是目前颈椎健康问题发生的最主要因素，因此，在日常生活中对颈椎健康的维护至关重要。推动颈椎健康管理从"以疾病为中心"向"以健康为中心"转变，是实现我国颈椎病发病率降低的关键。

这样的转变意味着从"治疗疾病"转向"预防疾病、保持健康"，强调健康管理的前瞻性和整体性，以提高人群的颈椎健康水平。结合时代的特点，颈椎健康的防治工作可以着重通过数字化手段，构建科学、系统的颈椎健康管理体系，推动颈椎健康数据的云端化存储和互通共享。同时，研制颈椎运动生理信息智能监测便携式可穿戴设备，以进行颈椎健康的自我监测与量化，实现颈椎健康的风险可预警、数据可分析、监测可联动、自我可把控，真正将颈椎健康的管理模式从被动治疗转向主动预防，最终提升我国整体的颈椎健康水平。

第三章　腰椎间盘突出症

一、概述

腰椎间盘突出症是指由于各种原因（退变、劳损、损伤等）导致腰椎间盘纤维环部分或全部破裂，单独或连同髓核组织向外突出，刺激或压迫腰脊神经根、马尾神经而引起下肢麻木、疼痛，甚至导致膀胱、直肠功能障碍的综合征，极大地降低了患者的生活、生存质量。本病好发于青壮年，其中约有80%的患者疾病发生在 20～40 岁，男性的发病率高于女性，比例为（4～12）∶1。重体力劳动者、伏案工作者等易患本病，过于肥胖或过于瘦弱的人容易发病。

根据本病的临床表现，应将其归属于中医学"腰腿痛""痹证"等范畴。《黄帝内经》指出："风寒湿三气杂至，合而为痹。"《素问·刺腰痛》曰："衡络之脉令人腰痛，不可以俯仰，仰则恐仆，得之举重伤腰。"又云："肉里之脉令人腰痛，不可以咳，咳则筋缩急。"《诸病源候论》曰："肾气不足，受风邪之所为也，劳伤则肾虚，虚则受于风冷，风冷与正气交争，故腰脚痛。"说明古人已认识到腰痛可引起脚痛，并且认识到腰椎间盘突出症发病主要与肝肾亏虚、六淫杂感、痰浊瘀血互结相关。

（一）现代医学对本病的认识

1. 腰椎的解剖结构

腰椎是人体脊柱的重要组成部分，由 5 块椎骨（L1～L5）组成。椎体之间由椎间盘连接，椎间盘由髓核、纤维环和软骨终板组成。髓核位于椎间盘的中央，具有类似凝胶的结构，能有效吸收和分散压力；纤维环包绕在髓核外，提供强大的支撑，以保持腰椎稳定性；软骨终板则连接椎间盘与椎体，起到缓冲和保护作用。腰椎具有一定的生理弯曲，呈前凸形态，有助于维持人体的稳定性和灵活性。腰椎椎体较大，能够承受较大的压力。腰椎关节突关节是重要的负重和运动结构，它们之间的相互作用，使得腰椎既具备一定的活动度，又保持了必要的稳定性。

2. 本病的发生机制

腰椎间盘突出症是由于椎间盘部分或全部突出到椎管内，压迫神经根或马尾神经而引起的综合征。其发生机制主要包括以下几个方面。①退行性变：随着年龄的增长，椎间盘的含水量减少，弹性和缓冲能力降低，纤维环变薄变脆，容易破裂。②外力作用：如长期的姿势不良、过度的负重、突然的剧烈运动等，可使椎间盘受到过大的压力，导致纤维环破裂，髓核突出。③遗传因素：一些研究表明，腰椎间盘突出症具有一定的遗传倾向。④生活习惯：久坐不动、缺乏运动、肥胖等均可增加腰椎间盘突出症的发病风险。

3. 本病的病理过程

腰椎间盘突出症的病理过程主要包括髓核的机械性压迫和化学性刺激两个方面。①机械性压迫：髓核突出后直接压迫邻近的神经根或马尾神经，导致局部神经的血液供应障碍和机械性损伤，产生疼痛、麻木、肌肉无力等症状。②化学性刺激：突出的髓核组织中含有多种炎性介质，如前列腺素、肿瘤坏死因子等，这些介质释放后可引起局部的炎症反应，进一步加重神经根的刺激和损伤。

4. 本病的临床表现

（1）症状。

腰椎间盘突出症的临床表现因突出的部位、程度和压迫的神经根不同而异。常见的症状包括以下几种。①腰痛：腰痛是最常见的症状，表现为持续性或阵发性的腰部疼痛，疼痛可因活动、负重、咳嗽等加重。②下肢放射痛：髓核突出压迫坐骨神经时，患者会出现沿坐骨神经分布区域的放射性疼痛，如臀部、大腿后侧、小腿外侧等部位疼痛。③下肢麻木、冷感及间歇性跛行：下肢麻木多与疼痛伴发，少数患者可表现为单纯麻木，也有少数患者自觉下肢发冷、发凉。④马尾神经症状：主要见于中央型髓核脱出，临床上较少见。可出现会阴部麻木、刺痛，大小便功能障碍。女性可出现尿失禁，男性可出现阳痿。严重者可出现大小便失禁及双下肢不完全性瘫痪。⑤肌肉无力：严重者可出现受神经支配肌肉的无力、萎缩，甚至足下垂等症状。

（2）体征。

腰椎间盘突出症的体征有两组，一组是腰部及脊柱体征，另一组是神经根体征。

腰部及脊柱体征主要有腰部压痛、脊柱侧弯、腰椎曲度改变等，多为疼痛导致的躯体保护性体位。神经根体征多因神经根受压迫引发，如直腿抬高试验及加强试验（＋）、股神经牵拉试验（＋），以及受压神经根支配区域的运动、感觉、反射障碍等。

（3）影像学表现。

本病主要通过腰椎 X 线、CT、MRI 等多种影像学检查进行诊断和评估。在 X 线片上通常可见腰椎退行性改变，如生理曲度消失、椎间隙变小、椎体缘骨质增生、脊柱失稳。CT和 MRI 都能够检查腰椎间盘突出及其程度，但 CT 对于骨质退变具有较高灵敏度，而 MRI 对椎间盘、脊髓、神经、椎管内病变以及肌肉软组织等含水量大的组织有更好的显示能力。

5. 本病的诊断标准

参考 2020 年中华医学会骨科学分会《腰椎间盘突出症诊疗指南》制订的腰椎间盘突出症诊疗依据以及治愈的标准，将本病的诊断标准制订如下。

（1）临床标准。

①腰痛，或伴有下肢神经分布区的放射性疼痛和皮肤感觉麻木；②在棘突旁有明显的压痛感，或者向同侧臀部和下肢放射；③腰部活动受限，直腿抬高试验（＋），加强试验（＋）；④出现肌肉萎缩、肌力减弱、感觉异常和反射改变4种神经功能障碍中的2种。

（2）影像学标准。

①腰椎正侧位X线片示腰椎棘突偏斜，椎间隙变窄（前窄后宽）；②腰椎CT或MRI检查见腰椎间盘突出或膨出，单侧或双侧侧隐窝狭窄。

（3）确诊标准。

临床标准①～④中有2项异常者，符合影像学标准，且临床症状与影像学检查结果一致即可明确诊断为腰椎间盘突出症。

（二）中医学对本病的认识

1. 本病的病因病机

中医学认为腰椎间盘突出症的发生主要与肾精虚损、筋骨失养、跌仆闪挫、气血瘀滞及外邪入侵有关。病机是素体禀赋虚弱，加之劳累过度或房劳过甚，或年老体衰，以致肾精亏损，无以濡养筋骨致椎间盘退化，或腰部用力不当或强力负重，损伤筋骨，经脉气血瘀滞留于腰部而发为腰痛。腰椎间盘突出症发生的关键是肾气虚损，筋骨失养。跌仆闪挫或受寒湿之邪为其诱因。经脉困阻，气血运行不畅是疼痛出现的病机。

具体的病因病机包括以下几种。

（1）外感六淫。寒湿邪气侵袭腰部，导致经络闭阻，气血不通，出现疼痛、麻木等症状。

（2）内伤劳损。长期的体力劳动、久坐不动或突然的过度用力，使腰部气血运行失常，导致筋脉失养，出现疼痛、僵硬等症状。

（3）气滞血瘀。情志不畅、久病体虚等原因，导致气机阻滞，血行不畅，产生瘀血，进一步加重腰痛和功能障碍。

（4）体虚不足。肾气亏虚，腰椎得不到足够的滋养和支撑，容易导致椎间盘退变、突出。

2. 本病的辨证分型

（1）血瘀证。腰腿刺痛，痛有定处，日轻夜重，腰部僵硬，俯仰旋转受限，痛处拒按。舌质暗紫，或有瘀斑，脉弦紧或涩。治则当活血化瘀，行气止痛。

（2）寒湿证。腰腿沉重、酸胀、疼痛、僵硬，如坠如裹，肢节笨重，活动不灵，屈伸不利，下肢麻木不仁，局部皮色不红，触之不热，遇寒痛增，得温痛减。症状受气候影响明显，冬、春季和阴雨天易发作或加重，病程较长，反复发作，缠绵难愈。舌淡苔白腻或滑，脉沉细濡缓或见虚涩。治则当散寒祛湿，温阳通络。

（3）湿热证。腰部疼痛，腿软无力，痛处伴有热感，遇热或雨天痛增，活动后痛减，恶热口渴，小便短赤。苔黄腻，脉濡数或弦数。治则当清利湿热，宣痹止痛。

（4）肾虚证。腰酸痛，腿膝乏力，劳累更甚，卧则减轻。偏阳虚者，面色㿠白，手足不温，少气懒言，腰腿发凉，或男子阳痿、早泄，妇女带下清稀，舌质淡，脉沉细。偏阴虚者，咽干口渴，面色潮红，倦怠乏力，心烦失眠，多梦，或男子遗精，妇女带下色黄味臭，舌红少苔，脉弦细数。治则当补益肝肾，养精益髓。

二、治疗经验与策略

（一）手法治疗经验总结

1. 常用手法介绍

目前常用的腰椎手法，包括理筋手法、牵引手法，以及最常用的扳动类手法（卧位腰椎扳动手法、坐位腰椎旋转手法）等。下面对常用手法的原理、操作方法、适应证以及治疗效果等进行论述。

（1）坐位腰椎旋转手法。

坐位腰椎旋转手法是临床中代表性腰椎手法之一，广泛应用于治疗慢性腰痛、退行性腰椎滑脱等腰椎常见疾病。通过手法力学传导与复位，可于腰椎前屈、旋转失稳状态定点调整局部结构，使椎后关节的下关节突产生向上方、侧方及后方的位移，改善力学平衡，使得相邻的椎体恢复正常的解剖位置，取得良好效果。

具体操作方法如下。患者取端坐位，以束带固定双下肢，双手抱于颈后，术者坐于患者后侧，左手拇指顶住患椎棘突，右手从患者右侧腋下穿过，将手掌置于颈肩部左后方，告知患者将腰部缓慢前屈，当术者左手拇指感到患椎棘突间隙张开时告知患者停止前屈，使其向右侧做最大幅度的侧屈旋转。术者右手向右侧快速扳动，同时左手拇指用力顶推棘突，通常能感到棘突跳动且听到弹响声（图8）。

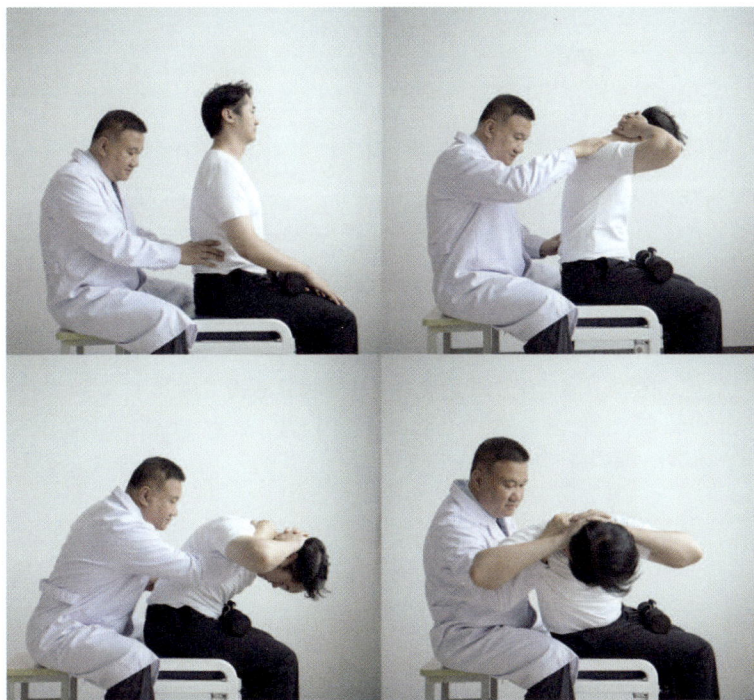

（a）右侧

图8 坐位腰椎旋转手法操作示意图

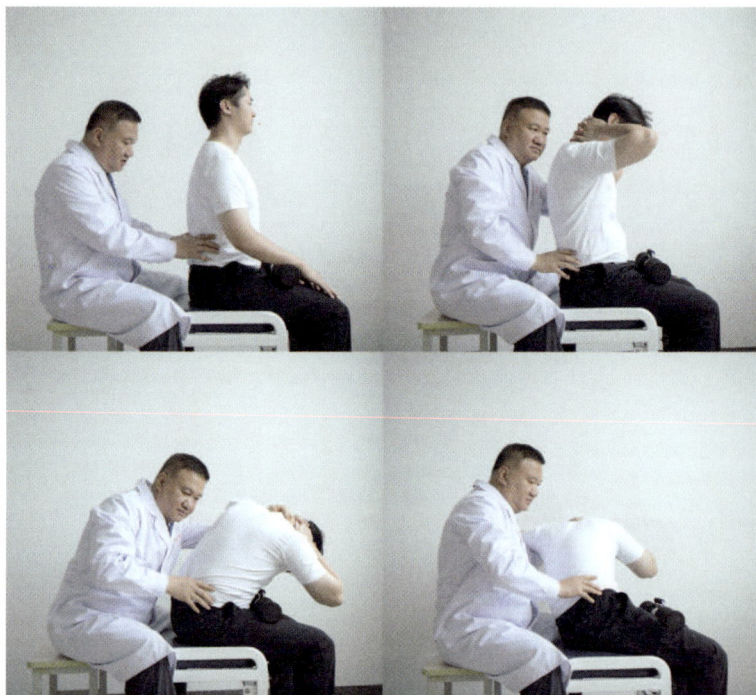

（b）左侧

图8 坐位腰椎旋转手法操作示意图（续）

（2）腰椎斜扳法。

腰椎斜扳法是临床中另一种常见的腰椎扳动类手法，主要用于治疗慢性腰痛、腰椎间盘突出症、腰椎滑脱症及其他腰椎相关的疾病。该疗法的作用机理是利用手法调整腰椎关节的位置和活动度，释放被压迫的神经根，促进血液循环和代谢，从而达到消炎、止痛的效果。

具体操作步骤如下。患者取左侧卧位，在上的下肢屈髋屈膝，在下的下肢放松自然伸直；调整角度，术者以一肘或手抵住患者肩前部（此处为相对固定端），另一肘或手抵于患者臀部（此处为活动端），两肘或两手协调施力，待腰部完全放松后，再使腰部扭转至有明显阻力位，略停片刻，然后施以"巧力寸劲"，做一个突发的、增大幅度的快速扳动，常可闻及弹响声（图9）。在操作过程中，需要注意患者的舒适度和安全性，避免过度用力而引起软组织损伤。同时，治疗前需充分评估患者的病情，排除禁忌证，如严重骨质疏松、急性腰椎感染等，以确保手法治疗的安全和有效。

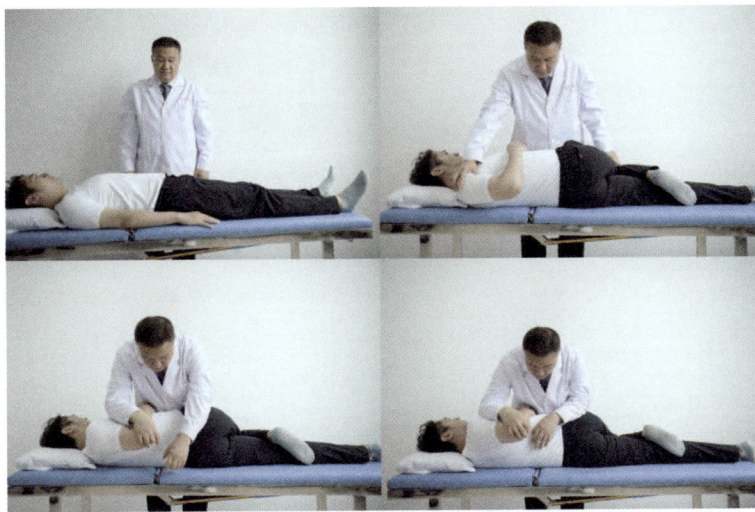

图9　腰椎斜扳法操作示意图

（3）扳肩推背法和扳腿推腰法。

扳肩推背法和扳腿推腰法可广泛应用于腰部损伤及腰椎间盘突出症。具体如下。①扳肩推背法：患者俯卧，自然放松，术者站在患者健侧。右手扳起患者肩部，左手在腰背部患处推按（图10）。②扳腿推腰法：患者俯卧或侧卧，术者站在患者健侧，左手扳起患者患侧大腿，右手在腰部患处推按（图11）。

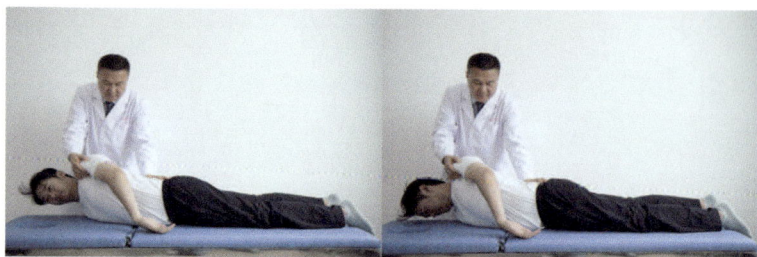

图10　扳肩推背法操作示意图

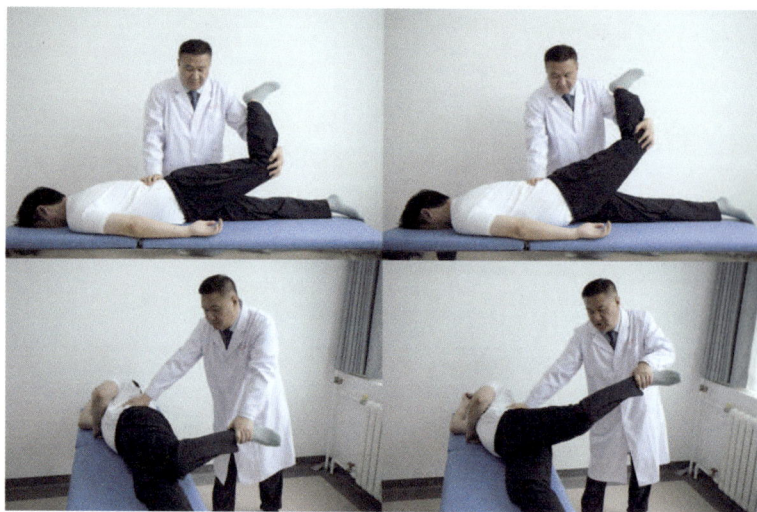

图11　扳腿推腰法操作示意图

（4）抖腰法。

本法是通过快速抖动牵拉，放松腰部肌肉，松解小关节的绞锁、粘连，调整其错位。操作时，患者取俯卧位，双手抓住床边。术者站在患者后方，双手握住患者踝部，并抬起患者踝部，先轻轻上下抖动数次，然后突然快速抖起。随后放下患者踝部，使患者屈膝，术者一手按住患者小腿，一手戳按患处（图12）。

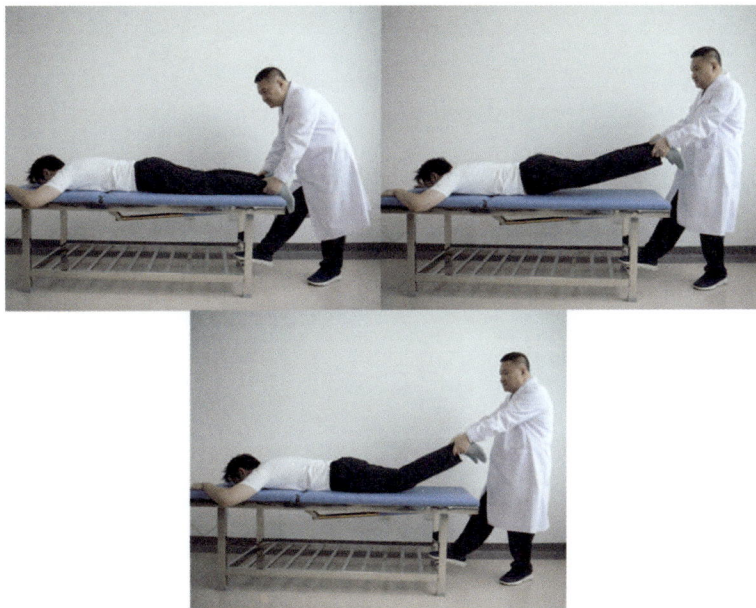

图12　抖腰法操作示意图

（5）仰卧晃腰法。

本法多用于腰部软组织劳损、腰肌筋膜炎、腰椎前屈功能受限者。具体操作方法为：嘱患者仰卧，屈膝屈髋。术者双手置于患者小腿部做环转摇晃。然后用力按压患者小腿，使患者屈膝屈髋至最大幅度。最后令患者伸直下肢（图13）。

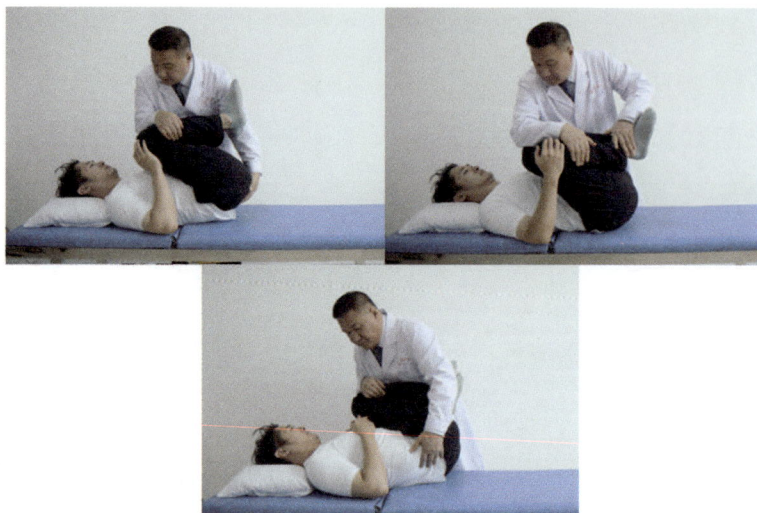

图 13　仰卧晃腰法操作示意图

（6）滚床法。

本法多用于治疗因椎间关节紊乱所致的脊柱功能性侧弯、腰椎间盘突出症等。具体操作方法如下。患者坐在床边，助手蹲在患者侧前方，用双手固定患者双膝。术者站在患者身后，双臂从腋下抱住患者，直腰将患者提起，在牵引下环转摇晃患者腰部 6～7 次。后大力向后上方拔伸牵引腰部。保持大力拔伸的同时，使患者腰部尽量向健侧旋转，并转回到原位；再尽量向患侧旋转，并转回原位；然后大力向后上方拔伸牵拉腰部一下后放松（图14）。

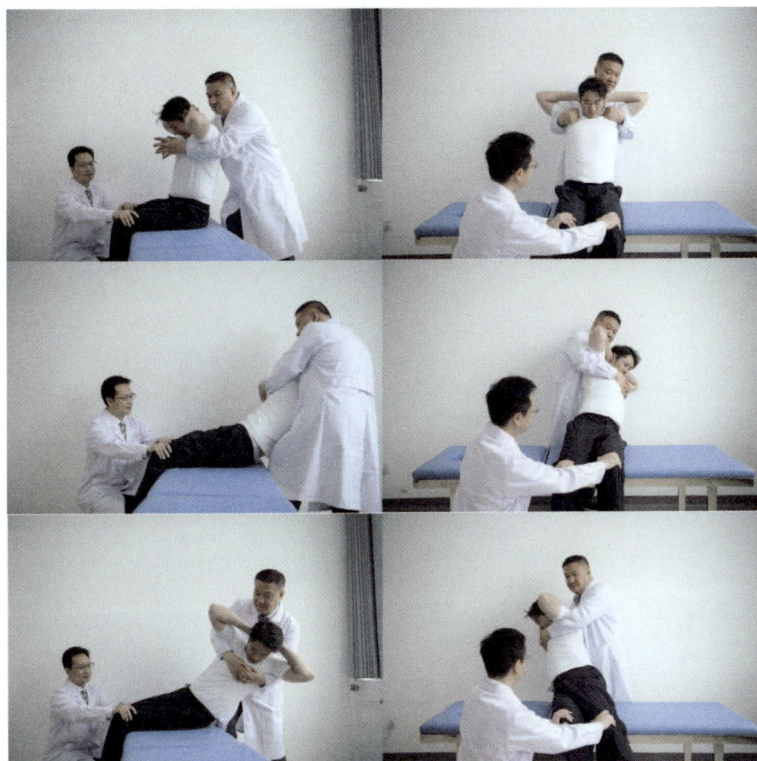

图14　滚床法操作示意图

2. 手法作用机理

通常认为，关节位置关系错误紊乱，关节囊、韧带、肌腱、神经等的卡压、挛缩、粘连、脱槽等变化是骨伤科疾病的病理状态，即"骨错缝，筋出槽"。通过手法的外力作用，可以纠正骨与关节的错误位置关系（骨错缝），以及关节囊、韧带、肌腱、神经的错位（筋出槽）；并可松解韧带、肌腱、神经的异常张力，恢复韧带、关节囊的弹性，促进关节滑液的分泌，消除错缝、出槽的异常应力对神经、肌腱等的刺激和压迫，恢复骨与关节的稳态和活动度。骨归正其位，筋回纳其槽，则筋骨健壮，关节通利，恢复"骨合筋舒、骨正筋柔"的正常状态。目前的研究表明，腰椎扳动类手法发挥作用的机制主要与调整了椎间盘及关节突关节内压力分布，使椎间盘后部与小关节产生相对位移，椎间孔相应增大有关。

3. 手法应用经验与体会

朱立国教授是清宫正骨手法的主要传承人之一，认为手法的疗效靠的是手法本身，正如《医宗金鉴·正骨心法要旨》所言："诚以手本血肉之体，其宛转运用之妙，可以一己之卷舒，高下疾徐，轻重开合，能达病者之血气凝滞，皮肉肿痛，筋骨挛折，与情志之苦欲也。""筋喜柔不喜刚"，在手法运用上尤其强调轻柔和缓。即《医宗金鉴·正骨心法要旨》所谓："法之所施，使患者不知其苦，方称为手法也。"

进行手法治疗时应讲究轻、巧、柔、和。轻，主要指动作要轻，不用暴力手法同样能达到治疗的目的，使患者在心理上易于接受。巧，一方面是指手法运用的技巧，另一方面是指用巧劲。比如针对颈椎病的不定点旋提手法，就是在患者主动配合下，施以巧力达到治疗效果。柔，是手法用力要柔和，不能粗暴、生硬，强调刚中有柔、柔中有刚，刚柔相济。手法的力量要根据患者病情，并结合医生自身功力运用。对新伤患者用力要轻，动作要缓，而陈旧伤则可逐步加重用力。对体质较弱、病情较重的患者治疗时要徐徐用力，以能耐受为限。对身体强壮、病情较轻的患者，用力时使患者感到患处有沉重感或酸痛，但能忍受即可。和，就是心、手相合。医生用双手"体会"病患损伤的情况，做出对疾病的正确诊断是治疗的基础，用"心"指导双手施术治疗。手法不是简单重复的机械运动，而是在"心神"的指引下做的一种能量的输出，目的是达到"机触于外，巧生于内，手随心转，法从手出"。

4. 手法安全性与风险防范

首先是明确疾病诊断，一定要借助影像学检查，排除骨质破坏性疾病，如肿瘤、结核，以及脊髓本身病变。缺少影像学资料，未明确诊断时不轻易施行脊柱旋转、扳动手法。其次是严格掌握适应证与禁忌证，对腰椎间隙感染、脊柱结核、椎体骨髓炎、脊椎先天性畸形、椎体骨质增生明显形成骨桥、严重骨质疏松、严重发育性椎管狭窄等疾病禁用手法治疗。

每种脊柱手法都有自己特殊的应用范围，或对特殊的关节或特殊的节段发挥作用，或对特殊的病理状态加以矫正。若手法应用的范围超过这些限定，就起不到应有的治疗作用，而且可能产生不良反应。如对于张力型腰椎间盘突出症，脊柱后伸按压手法有助于髓核在完整包膜的牵拉下向前滚动回纳，从而减轻或消除对神经根的机械压迫，有利于损伤修复。但对于因退变失稳而膨出的椎间盘，脊柱后伸按压手法将使椎间隙后缘变窄，反而使膨出的纤维环结构更加后突。而对继发性椎管、侧隐窝增生狭窄的患者来说，脊柱后伸按压手法将导致后纵韧带及黄韧带的皱缩和椎管、神经根管的进一步狭窄，以致增加对神经、血管的机械压迫，加重临床症状。

（二）中药治疗经验总结

1. 辨证论治思路

朱立国教授在治疗腰椎间盘突出症方面积累了丰富的临床经验，尤其是在中药治疗的应用上，形成了独到的治疗思路和方法。在清宫正骨流派学术思想传承下，在"病证互参、以血为先"辨证思想的指导下，朱立国教授充分结合现代科学和医学技术手段，实践出"辨病为先，临证加减"的治疗原则。在疾病诊断上，参照现代医学的诊断标准，充分根据患者的症状、体征及影像学检查结果，做出准确的诊断，再根据诊断选择对应的基础方，此为"辨病为先"；在选定的基础方上，结合患者舌、脉、兼症等，进行辨证加减，此为"临证加减"。在方药的化裁上，朱立国教授有着独到的见解，常将两味药或多味药以药对的形式进行同时加减，或将两味相似的药物根据临床辨证进行灵活加减。

2. 常用药物组方与药对

（1）常用组方。

朱立国教授针对疾病的不同证型与表现，总结并提炼出针对不同证型的一系列基础方。

1）脊 2 号方。主要用于以气滞血瘀为主证的腰椎间盘突出症，本方由延胡索、狗脊、独活、白芍、川芎、牛膝、大黄、三七粉等组成。

方中延胡索活血行气止痛，为君药；川芎为血中气药，与三七粉共为臣药以加强活血通络之效；白芍缓急止痛，独活性善下行，狗脊祛风湿而止痹痛，另加少量大黄以加强逐瘀通经之效，共为佐药；牛膝既引药下行，又活血通经，兼补肝肾，为使药。诸药合用，共奏活血祛瘀、通络止痛之效。

2）壮腰通络方。主要用于治疗以肝肾亏虚为主，兼气滞血瘀的腰椎间盘突出症，本方由杜仲、独活、熟地黄、当归、川芎、丹参、秦艽、怀牛膝、延胡索9味药组成。

方中杜仲味甘、微辛，性温，入肝、肾经，具有补肝肾、强筋健骨的功效，偏于补阳；熟地黄味甘，性微温，入肝、肾经，滋阴补血，填精益髓，偏于补阴。二者共为君药，阴阳并补，共奏补肝肾、强筋骨、益精髓之功效。当归补血活血，归肝、心、脾经；川芎活血行气，祛风止痛，归肝、胆、心包经，丹参祛瘀生新活血，归心、肝经；延胡索活血行气止痛，归肝、脾经，专入血分；独活归肾、膀胱经，长于祛风除湿，通痹止痛；秦艽舒筋活络，祛风湿而不燥，善治筋脉拘急。诸药共同发挥养血活血、祛风除湿的作用。怀牛膝归肝、肾经，可补肝肾、强筋骨，兼能活血通经、引血下行，引诸药直达腰膝病所。全方标本兼治，共奏补益肝肾、活血通络之效。

3）补肾活血方。主要用于治疗椎间盘源性腰痛，本方由杜仲、补骨脂、怀牛膝、丹参、威灵仙、木瓜6味药物组成。

本方由青娥丸化裁而成，以肾虚血瘀立法，在原方基础上去核桃仁、大蒜，加怀牛膝、威灵仙、木瓜、丹参，组成补肾活血方剂。方中杜仲为君药以补肝肾、强腰膝；补骨脂可补肾助阳、温补命门、强腰固精，怀牛膝一方面助君药加强补肾强腰的作用，另一方面有活血化瘀、引药通经的功效，二者共为臣药；丹参活血调经，威灵仙通络止痛，木瓜舒筋活络，共为佐使药。全方补肾强骨以治本，活血通络以治标，符合腰椎间盘退变相关疾病多属本虚标实的特点，对肾虚血瘀型腰痛有良好疗效。

（2）常用药对。

1）当归与地龙。在古籍文献中，当归和地龙两味药常被同时用于治疗中风后气虚血滞、经络不利或痹证血脉不畅等病证，旨在活血祛瘀、通络止痛。《兰室秘藏》载有地龙散"治腰脊痛……恶血在太阳经中，令人腰脊痛，或胫、腨、臂、股中痛不可忍"。朱立国教授临证时认为腰痛，并伴有下肢放射性疼痛麻木的根本原因可归于"久病必虚""久病入络"，其发病病机为气虚血瘀，脉络痹阻，失于濡养，故见肢体疼痛麻木，在治疗用药上取当归、地龙两味药，取气虚血瘀名方补阳还五汤中比例，以2∶1的比例组成药对，用于治疗腰痛伴有肢体疼痛麻木，舌象见舌淡或舌暗。

2）路路通与枳壳。路路通"大能通十二经穴"，既能祛风湿，又能舒筋络，通经脉，善治风湿痹痛，麻木拘挛者；枳壳"主风痒麻痹"，风寒湿入于肺胃二经，故见皮肤瘙痒，或作痛，或麻木，本药有苦泄辛散之功，兼能引药入经，风散则关节自通利。《医学传心录》曰："风寒湿气传入肌肤，流注经络，则津液为之不清，或变痰饮，或成瘀血，闭塞隧道，故作痛走注，或麻木不仁。"朱立国教授将两者合用，目的在于在路路通祛风湿、通经络作用的基础上，配伍枳壳破气、胜湿化痰，以求气化则湿化，加强祛湿的疗效。该药对主要用于治疗由痰湿痹阻经脉引起的肢体麻木疼痛，且舌象多见舌苔腻。

3）秦艽与威灵仙。两者均功善祛风湿、通络止痛；其中秦艽质偏润而不燥，祛风湿而不伤阴，为风药中之润药；而威灵仙性猛善走，通行十二经，为治风湿痹痛要药。朱立国教授将两者合用，增强祛风通络之功，且有活血荣筋之效，主要用于治疗风寒湿痹阻引起的肢体疼痛、功能障碍，尤其是下肢疼痛。

4）杜仲、川续断与桑寄生。三者皆有补肝肾、强筋骨的功效，主治各种腰痛。《黄帝内经》云："腰者肾之府。"《诸病源候论》指出："夫腰痛，皆由伤肾气所为。"盖腰为一身之要，是人体活动之枢纽，故易产生劳损，过劳则伤肾，导致肾气不足，肾府失养，从而出现腰腿痛。朱立国教授常将三者联合用于治疗肝肾阴虚引起的腰膝酸痛、下肢痿弱无力等，兼肾阳虚者，兼用巴戟天、肉苁蓉等补阳药。现代药理学研究证实，杜仲、川续断、桑寄生皆具有抗炎、抗氧化、保护神经、抗骨质疏松等作用。

5）丹参与鹿角胶。丹参功善通行血脉，祛瘀止痛，为调理血分之首药，《本草便读》曰："丹参……能祛瘀以生新……善疗风而散结。"鹿角胶善助阴中之阳，为补阴助阳要药。朱立国教授在治疗腰椎疾病时，通常运用丹参和鹿角胶这两味药，以滋阴补肾，活血生新。在治疗上，朱立国教授在古籍文献研究的基础上，结合临床中丹鹿通督片治疗腰椎疾病的疗效，化裁出丹参与鹿角胶这一药对。

（3）临证活用。

朱立国教授认为骨科疾病无外乎疼痛、肿胀、麻木、功能障碍等，临床辨证当先辨气血，再辨虚实，后参六淫七邪。治方思路大致可为先辨患者发病的本因是伤气还是伤血，以伤气为主当以气从治，以伤血为主当以血从治。再辨病性的虚实，遵循"虚则补之，实则泻之"的治则：如脾虚引起的痰湿，当以健脾为主，可选参苓白术散等；而在遇到痰湿实证时，当以祛痰化湿为主，可选苍术、厚朴等。后参六淫七邪，参考"同病异治"的原则，对相同的症状，根据其发病的病机，选择不同的治疗药物：如在治疗肢体麻木时，血瘀痹阻者，以活血通络为主，当选当归与地龙这一药对；而风湿痹阻者，以祛风除湿通络为主，可选路路通和枳壳这一药对。

羌活与独活在临床上可单独运用，各有侧重，羌活善治于上，独活善治于下，针对腰椎间盘突出症等下部病变，多采用独活治疗。独活具有祛风湿、止痛、解表的功效，善治风寒湿痹，为治风湿痹痛主药，主入肾经，性善下行，尤以腰膝、下肢关节疼痛属下部寒湿者为宜。

脾虚湿盛是痹证发生的主要病机之一，治法以燥湿健脾为主。湿可分为外湿与内湿，外湿致病，易伤及脾脏，使湿浊内生，而脾失健运，水湿停聚，又易招致外湿侵袭，一为标实，一为本虚。苍术、白术皆具有燥湿健脾的功效，其中苍术辛香，长于祛湿，善治湿阻中焦、脾失健运者，痹证湿盛者尤宜；白术长于补气以复脾运，善治脾虚中阳不振，痰湿内停者，但如遇湿盛或湿证化热等证，不宜补益，以防滋腻。

朱立国教授强调，中医骨科临床诊疗，需基于临床查体，结合患者的症状，参考客观的影像学检查结果，与中医四诊合参，方能药到病除；在选方用药时，当辨证施治，灵活变通，勿生搬硬套；在治疗方案上，应该遵循以人为本、最优原则，根据患者的实际病情，选择合适的治疗方案，可将多种治疗手段相互结合，如中药与手法相结合、内治法与外治法相结合、中药与西药相结合等，充分发挥中医综合治疗特色。

（三）日常调护

1. 腰椎养护

腰椎作为脊柱的重要组成部分，承载着人体大部分的重量，其健康状况直接关系到整个脊柱乃至全身的功能状态。腰椎间盘突出症是临床常见病、多发病，预防该病的发生与复发，对维护脊柱健康至关重要。有效的腰椎养护措施不仅可以预防腰椎间盘突出症，还能显著减少其复发。

（1）日常生活中的正确姿势。

1）正确的坐姿。应保持脊柱的自然生理曲度，建议坐在有靠背的椅子上，腰部使用腰垫支撑，使腰椎维持适度的前凸，双足平放于地面。避免长时间保持固定坐姿，每隔30～60分钟应起身活动几分钟。

2）正确的站姿。站立时应保持双脚分开与肩同宽，脊柱保持自然曲度。长时间站立时，双脚可轮流稍前置支撑，以减轻腰椎的负担。

3）正确的弯腰姿势。弯腰拾物时应先屈膝下蹲，尽量使身体靠近物品，通过腿部力量起身，而非腰部发力，同时保持腰背挺直，避免直接弯腰的动作。

（2）适当的运动和锻炼。

1）腰部核心肌群锻炼。加强腰背肌、腹肌及骨盆底肌的力量，有助于提升腰椎的稳定性和支撑力。推荐的训练包括卷腹、平板支撑、超人伸展（俯卧并抬起双臂和双腿）等。

2）有氧运动。如步行、游泳、骑自行车等低冲击性运动，有助于提升全身肌肉的耐力和心肺功能，同时腰椎负荷较小。

3）柔韧性训练。通过瑜伽、太极拳等锻炼，增强脊柱的柔韧性和灵活性，有助于预防因僵硬和不灵活引起的损伤。

（3）腰椎保护动作和习惯。

1）避免久坐不动。长时间保持坐姿会导致腰椎间盘承受过大的压力，应每隔30~60分钟起身活动，进行腰背部的简单伸展运动，减轻腰椎间盘的负担。

2）避免不当的体位转换。从坐姿或卧姿变为站姿时，应先侧身，再借助手臂力量起身，避免突然用力和快速旋转动作，以保护腰椎。

3）合理安排休息时间。避免长时间、高强度的劳动和运动，适当休息，特别是在腰部疲劳时，应及时进行放松和恢复。

2. 腰椎间盘突出症的预防措施

（1）保持健康体重。

控制体重以减少腰椎的机械负担，有助于预防腰椎间盘突出症的发生。

（2）营养均衡。

合理膳食，摄入足够的蛋白质、维生素和矿物质，尤其是钙和维生素 D，以维持骨骼和椎间盘的健康。

（3）避免不良习惯。

戒烟限酒。吸烟会降低椎间盘的血液供应，加速退变过程；过度饮酒则可能影响骨骼和肌肉的正常代谢。

（4）定期检查与早期干预。

定期进行脊柱健康检查，特别是对有腰椎疾病家族史、从事重体力劳动或长期坐姿工作的人群，及早发现腰椎的退行性变和潜在问题，及时采取预防和干预措施，有助于防止腰椎间盘突出症的发生和复发。

通过科学的姿势、适当的运动和良好的生活习惯，能够有效减少腰椎间盘突出症的发病率，提高生活质量和工作效率。腰椎健康的维护是一个长期而系统的过程，需要持之以恒地进行。

3. 腰椎间盘突出症的康复训练

该部分将重点探讨针对腰椎间盘突出症患者的康复训练。内容涵盖适宜的运动方式和频率、具体的康复训练计划，以及锻炼过程中的注意事项和安全措施。此外，还会介绍一些常见的康复训练方法，如腰部核心稳定性训练、腹肌加强训练、功能锻炼操等，以帮助患者加速康复并预防复发。

（1）康复训练的原则。

腰椎间盘突出症的康复训练应遵循几个关键原则，以确保训练安全有效。首先是循序渐进的原则，即从简单的练习开始，逐步增加运动强度和时间，避免过度劳累和二次损伤。其次是个体化原则，康复训练方案必须根据每位患者的年龄、身体状况、症状严重程度和生活习惯等具体情况量身定制。再者是综合性原则，康复训练应结合有氧运动、力量训练和柔韧性训练，全面提升腰椎及其周围组织的功能。此外，康复训练需要长期坚持，只有持续的锻炼才能巩固治疗效果，预防疾病复发。最后是科学监督原则，康复过程应在专业康复医师的指导下进行，定期评估康复进展，及时调整训练计划，以确保训练的科学性和有效性。

（2）康复训练的方法。

康复训练的核心在于通过系统的锻炼改善腰椎功能。首先，有氧运动如步行、游泳和骑自行车等，能增强心肺功能，促进全身血液循环，减轻腰椎负担。其次，力量训练旨在增强腰部核心肌群的力量，如卷腹、平板支撑和超人伸展等。卷腹有助于增强腹肌力量，减轻腰椎压力；平板支撑通过维持身体的稳定性，提升核心肌群的力量和耐力；超人伸展则主要锻炼腰背肌，有助于增强脊柱的支撑力。最后，柔韧性训练如猫牛式伸展和下犬式伸展，有助于提高脊柱的柔韧性和活动度，减少肌肉紧张，预防损伤。这些训练方法应根据患者的具体情况和康复进度灵活调整，确保训练的有效性和安全性。以下是康复训练的具体方法。

1）有氧运动。有氧运动可以提高心肺功能，促进全身血液循环，减轻腰椎的负担。推荐的有氧运动包括步行、游泳、骑自行车等。每次运动时间为30~60分钟，每周3~5次。

2）力量训练。力量训练的目的是增强腰部核心肌群的力量和稳定性，支持腰椎的功能。常用于腰肌劳损及腰椎退变所致的腰腿痛。力量训练应循序渐进，初期可能难以达到动作标准，通过锻炼逐渐进步，切勿过度练习，以免造成不必要的损伤。推荐的力量训练包括以下几种。①五点支撑：仰卧在瑜伽垫上，双腿屈膝，双脚平放地面，双臂自然放在身体两侧。利用头部、双肩和双脚作为支撑点，慢慢抬起臀部和背部，使身体从肩膀到膝盖呈一条直线。保持该姿势10~15秒，然后缓慢放下臀部和背部，回到初始仰卧姿势。每组重复10~15次，每日进行1~2组。②平板支撑：俯卧在瑜伽垫上，双肘、双脚脚尖支撑地面，身体呈一条直线，保持该姿势30~60秒，逐步增加时间。③超人伸展：俯卧在瑜伽垫上，同时抬起双臂和双腿，保持3~5秒后放下，重复进行。每组重复10~15次，每日进行1~2组。④小燕飞：俯卧在瑜伽垫上，双臂自然放在身体两侧，双腿伸直，脚趾轻触地面。同时抬起头部、胸部和双腿，使得上半身和双腿离开地面。双臂可以自然抬起或放在耳朵两侧。保持抬起姿势3~5秒，感受腰背肌肉的收缩和紧张，然后缓慢放下，回到初始俯卧姿势。每组重复10~15次，每日进行1~2组。

3）柔韧性训练。柔韧性训练有助于改善腰椎的活动度，减少肌肉紧张，预防损伤。推荐的柔韧性训练包括以下几种。①猫牛式伸展：跪在地面上，双手支撑地面，拱起背部（猫式），然后下沉腰部（牛式），二者交替进行。②下犬式伸展：双手和双脚支撑地面，抬起臀部，身体呈倒"V"字形，保持30秒。

（3）康复训练的注意事项。

在进行康复训练时，必须注意以下事项以确保安全和效果。首先，应避免在训练中出现疼痛，任何剧烈的疼痛都表明训练强度过大或动作不正确，应立即停止并调整训练方案。其次，运动量要适度，过度训练可能导致疲劳和损伤，建议每次训练后进行适当的休息和放松。正确的姿势和动作是关键，训练过程中应保持脊柱的自然曲度，避免不良姿势和动作导致的二次损伤。此外，定期进行健康评估，监测康复进展，根据评估结果及时调整训练计划，以确保训练的科学性和有效性。最后，应在专业康复医师的指导下进行训练，定期复查，及时发现和纠正训练中的问题，确保康复过程的顺利进行。

三、腰椎间盘突出症的典型病例介绍

病例 1

李某，男，30 岁。

首诊：2020 年 8 月 19 日。

主诉：腰痛伴右下肢放射痛 2 个月。

现病史：患者诉 2 个月前在活动后受凉，感腰部疼痛，后逐渐出现右下肢放射痛，疼痛沿右外侧放射至右膝部。1 个月前来中国中医科学院望京医院就诊，诊断为腰椎间盘突出症，口服活血止痛、营养神经药物治疗。2 周前渐感右下肢疼痛加重，左下肢偶有放射痛，诉会阴部偏右侧有异物感，偶有疼痛。

查体：腰椎左侧旋转活动略受限，双侧直腿抬高试验（－），巴宾斯基征（－），病理反射未引出，右侧大腿内侧皮肤感觉较左侧稍减弱，双下肢肌力Ⅳ级。

辅助检查：腰椎 MRI（2020 年 7 月 20 日）示，L2～L3、L5～S1 椎间盘突出。舌色暗，舌下络脉迂曲，苔白微滑，脉弦滑。

诊断：腰椎间盘突出症。

治疗：中药口服 7 付。

口服中药处方：

延胡索 10 g	狗脊 12 g	白芍 12 g
川芎 10 g	三七粉 2 g（冲服）	厚朴 12 g
炒白术 12 g	威灵仙 10 g	丹参 10 g
独活 10 g	炒薏苡仁 12 g	泽兰 10 g

诊疗分析：该患者中医诊断为腰痛病，辨证为血瘀气滞证。以脊 2 号方为基础方，活血化瘀、通络止痛，加威灵仙祛风湿、除痹痛，同时结合腰椎间盘突出症神经根水肿的病理，予泽兰、炒薏苡仁以利水消肿。诸药合用，共奏活血化瘀、通络止痛、祛湿除痹之功。

二诊：2020 年 8 月 26 日。

病史同前，症状好转。腰痛偶作，舌暗，苔白，脉沉细。

治疗：中药口服 14 付。

口服中药处方：

延胡索 10 g	狗脊 12 g	川芎 12 g
三七粉 2 g（冲服）	炒白术 12 g	威灵仙 10 g
黄芪 20 g	白芍 12 g	独活 10 g
当归 12 g	地龙 6 g	丹参 10 g
泽兰 12 g		

诊疗分析：患者病情逐步好转，治疗有效，继予中药口服。患者脉沉细，考虑水湿已减而有气血不足，故前方去炒薏苡仁、厚朴，加黄芪、当归益气补血，同时黄芪可增加利水功效，加地龙通络，补而不滞。

三诊：2020 年 9 月 9 日。

病史同前，症状好转。腰酸稍有好转，腰部恶风，眠差难安，舌暗红，苔白，脉细紧。

口服中药处方：

延胡索 10 g	狗脊 12 g	白芍 12 g
独活 10 g	川芎 12 g	三七粉 4 g（冲服）
当归 12 g	地龙 6 g	炒白术 15 g
威灵仙 10 g	丹参 10 g	泽兰 12 g
黄芪 20 g	防风 12 g	柏子仁 10 g

诊疗分析：患者病情持续好转，前方有效，根据患者仍有腰酸的病情，增加白术用量以健脾益气宽腰，加防风以祛风

寒、除痹痛，眠差，故加柏子仁以安神助眠。

四诊：2020 年 9 月 23 日。

病史同前，腰部症状大为好转，腰部恶风好转，腰酸，眠可，舌暗红，苔白腻，脉细。

口服中药处方：

延胡索 10 g	狗脊 12 g	川芎 12 g
三七粉 4 g（冲服）	炒白术 15 g	威灵仙 10 g
黄芪 20 g	路路通 12 g	白芍 12 g
当归 12 g	丹参 10 g	枳壳 9 g
独活 10 g	地龙 6 g	泽兰 12 g

诊疗分析：患者症状基本好转，眠可，故去防风、柏子仁。苔白腻，考虑仍有痰湿阻滞经络，故加路路通、枳壳行气通络化滞，共奏益气通络、补血活血、祛湿除痹之功。

诊疗经验总结。《外科证治全书》曰："诸痛皆由气血瘀滞不通所致。"劳力过度、持重闪挫、姿势不当可致脉络充血而外渗，气滞血瘀形成，血瘀于腰部则腰背疼痛，不能直立，故气滞血瘀亦为腰椎间盘突出症的一大病因。在治疗方面，朱立国教授根据临床经验认为，对腰椎间盘突出症急性发作期的治疗至关重要。如单纯运用活血化瘀和止痛药物，对症状的缓解作用不大，因为此时由于纤维环的破裂，多糖类物质渗入椎管中，造成明显的无菌性炎症反应，导致神经根受到刺激而充血和水肿，如此时运用活血药物会使神经根更加紧张，压迫更甚而使症状加重。故治疗上，应当在活血化瘀的同时，重用活血软坚、消肿理气的药物，促使受压迫的神经根张力减低，水肿消失，症状才可缓解，在症状缓解期和恢复期则主要用补肾、活血化瘀、舒筋活络的药物，以使症状进一步改善和治愈。

病例 2

陈某，男，71 岁。

首诊：2020 年 7 月 29 日。

主诉：间断性腰痛 30 余年，加重伴左下肢酸胀 1 年。

现病史：可慢速行走 20 分钟，但自觉双下肢无力。

查体：腰椎活动度尚可，双下肢直腿抬高试验（－），双下肢肌力、感觉未见明显异常。舌暗，苔薄白，脉沉细。

辅助检查：腰椎 MRI（2019 年 4 月）示，①L4～L5 椎间盘突出；②腰椎管狭窄。

诊断：①腰椎间盘突出症；②腰椎管狭窄症。

治疗：中药口服 14 付。

口服中药处方：

延胡索 10 g	狗脊 12 g	独活 10 g
白芍 12 g	三七粉 3 g（冲服）	川芎 10 g
牛膝 10 g	丹参 9 g	鹿角胶 6 g（烊化）
生杜仲 15 g	续断 12 g	桑寄生 12 g
吴茱萸 12 g	秦艽 12 g	

诊疗分析：该患者中医诊断为腰痛病，辨证为肝肾亏虚、血瘀气滞证。选方由脊2号方合丹鹿通督方加减而成。方中，独活、狗脊、白芍、延胡索、川芎、牛膝、三七粉活血化瘀、通络止痛，丹参、鹿角胶、生杜仲、续断、桑寄生补肾壮腰、通督除痹，吴茱萸温经通络除痹，秦艽祛风湿、除痹痛，共奏补肾通督、温经通络、祛湿除痹之功。

二诊：2020年8月12日。

病史同前，症状好转。略感口干，舌暗红，苔薄白，脉细。

治疗：中药口服14付。

口服中药处方：

延胡索10 g	狗脊12 g	独活10 g
白芍12 g	三七粉3 g（冲服）	川芎12 g
丹参9 g	鹿角胶6 g（烊化）	生杜仲15 g
续断12 g	桑寄生12 g	吴茱萸6 g
秦艽12 g	黄芪20 g	路路通12 g
枳壳9 g	木瓜10 g	

诊疗分析：用药见效，继用中药口服。在前方基础上去牛膝，加黄芪益气通络，加路路通、枳壳、木瓜祛风湿、除痹痛，以增祛风湿功效。

三诊：2020年8月26日。

病史同前，症状好转。舌暗红，苔黄，脉细。

治疗：①中药口服14付；②中药外洗7付。

口服中药处方：

延胡索 10 g	狗脊 12 g	独活 10 g
白芍 12 g	三七粉 3 g（冲服）	川芎 12 g
丹参 9 g	鹿角胶 6 g（烊化）	生杜仲 20 g
续断 12 g	黄芩 9 g	黄柏 9 g
秦艽 15 g	黄芪 12 g	路路通 12 g
枳壳 9 g	木瓜 10 g	

外洗中药处方：

伸筋草 15 g	透骨草 15 g	海桐皮 15 g
威灵仙 15 g	苏木 15 g	千年健 15 g
红花 10 g	苍术 10 g	川牛膝 10 g
花椒 10 g	路路通 10 g	细辛 6 g
鸡血藤 15 g		

诊疗分析：患者病情逐步好转，治疗有效，继予中药口服。舌苔由白转黄，且有口干不适，考虑有内热，故前方去桑寄生、吴茱萸，加黄芩、黄柏清热泻火。为提高疗效，增加外洗中药宣痹洗剂以祛风除湿、除痹止痛。

诊疗经验总结。高龄患者，年老体弱，肝肾亏虚，督脉阳气不足，阳化气不足而阴成形有余，筋骨失养，且腰痛病程长，久病已入络，病邪留滞筋脉，故病情缠绵难愈。病机为本虚标实，本虚包含两方面，一者肝肾不足，二者督脉阳气弱，不荣则痛，故腰痛，气血运行不畅，阳气不足，故行走乏力；标实主要是风寒湿邪，因卫表不固而受邪侵，日久由表入里，逐步伏于络脉之中，故病情反复发作。治则为补肾壮腰通督以补其虚，祛风湿除痹痛以治其标。待病邪由里及表，则可配合外用药以助祛风湿功效。

病例3

杨某，女，44岁。

首诊：2020年2月3日。

主诉：腰痛2年余，加重半年余。

现病史：患者2年前无明显诱因出现腰部疼痛，于中国中医科学院望京医院行MRI检查提示腰椎间盘突出，L3~S1突出，具体不详。半年前，腰痛加重，伴酸胀感，2周前，于中国中医科学院望京医院门诊行手法及膏药治疗，疼痛缓解，但仍有腰部不适，故来门诊就诊。

辅助检查：腰椎MRI示L4~S1椎间盘突出。

诊断：腰椎间盘突出症。

治疗：腰椎间盘突出手法治疗1次。

操作流程：先以掌根行揉、𢵧法等手法放松腰部肌肉约5分钟，随后用拇指、肘尖对肌肉紧张、条索处以拨法处理5~10分钟，继予环跳穴、承山穴、阿是穴点穴3~5分钟。放松手法完成后予腰椎斜扳法调整局部小关节，后行仰卧晃腰法收尾。

二诊：2020 年 2 月 10 日。

病史同前，症状稍缓解。

治疗：腰椎间盘突出手法治疗 1 次。

操作流程同上。

三诊：2020 年 2 月 24 日。

病史同前，腰部疼痛较前缓解，但疗效不持久。舌红，苔薄黄，脉沉。

治疗：①腰椎间盘突出手法治疗 1 次；②中药口服 14 付。

口服中药处方：

生杜仲 20 g	独活 10 g	熟地黄 15 g
秦艽 15 g	当归 12 g	川芎 10 g
丹参 12 g	延胡索 10 g	续断 15 g
桑寄生 9 g	栀子 9 g	

诊疗分析：该患者以腰部酸痛为主，且脉沉，辨证应以肝肾亏虚为主，故本方中生杜仲为君药，以补肾壮腰；熟地黄、续断、桑寄生、秦艽为臣药，以加强补肾及祛风湿之力；佐以当归活血养血，丹参活血通经，川芎活血行气止痛，延胡索行气止痛，独活祛风湿，并引药下行，栀子制约诸药，以防过于温补。诸药共奏补肾壮腰、除痹止痛之功效。

该患者处于腰椎间盘突出症缓解期，病情以腰痛反复发作、缠绵难愈为特点。先予手法治疗以舒筋活络、滑利关节，即刻疗效良好，但远期疗效欠佳，故后增加中药口服治疗，治则为补肾壮腰、除痹止痛，手法治疗配合中药口服，内外兼治。

四、疗效评价

在国家"十一五"科技支撑计划与国家中医药管理局中医药行业科研专项资助下，朱立国教授团队首次系统梳理非手术疗法治疗腰痛的古今文献，明确了腰椎手法治疗的作用、特点、适用范围，为临床方案的制订提供了证据。同时结合问卷调研、中西医领域权威专家定性访谈等形式，制订了腰椎扳动类手法的操作规范，明确了手法操作要领。在此基础上，建立了腰椎斜扳手法治疗腰椎间盘突出症的中医治疗方案。经过两项前瞻性、多中心、随机对照临床试验（腰椎间盘突出症患者 507 例与退行性腰椎滑脱症患者 535 例）的实施与评价，在腰椎斜扳手法治疗腰椎间盘突出症研究中，手法组第 9 周的愈显率为 75.39%，总有效率为 93.75%，治疗结束后 6 周随访，其愈显率达 82.82%，总有效率高达 96.09%，均显著优于腰椎牵引组。

第四章　腰椎滑脱症

一、概述

（一）现代医学对本病的认识

腰椎滑脱症是脊柱退行性疾病中常见的一种，涉及腰椎在冠状面上相对于其下方的腰椎或骶骨的前移或后移。腰椎滑脱症好发节段位于第 4 腰椎，本病常见于 40 岁以上人群，流行病学研究显示，成人腰椎滑脱症的发病率约为 6%，女性多见，本病可能引发腰痛和下肢放射痛，严重者甚至会导致神经功能障碍。腰椎滑脱症的发病机制复杂，涉及解剖结构的退行性改变与生物力学的失衡。本病的诊断主要依靠影像学检查，包括 X 线、CT 和 MRI 检查等。

现代医学认为，腰椎稳定性通常被划分为静力性平衡和动力性平衡两大类。静力性平衡涉及腰椎、腰椎附件、椎间盘及相关韧带结构；而动力性平衡则涵盖与腰椎相关的肌肉及其调节功能。在健康状态下，动力性平衡和静力性平衡相互依存，彼此补偿。腰椎滑脱症的病理机制主要包括肌肉保护和约束功能的减弱、腰椎的退行性改变、关节韧带的松弛以及小关节功能的紊乱等因素。

腰椎滑脱症患者可在臀部、腰骶部等处产生疼痛感或在下肢产生放射痛，甚至会出现会阴部麻木及小便失禁，根据机制不同，常见的临床表现可分为以下3类。

（1）神经根性疼痛，即沿神经根分布区域产生的麻木、疼痛等，这种疼痛主要由化学炎性介质或局部的压迫，使在椎间孔或侧隐窝处的神经根受压所致，特点为平卧休息后症状明显减轻或消失。

（2）神经源性的间歇性跛行，即无法长时间站立或行走，主要表现为久行后双下肢疼痛、麻木及无力，必须立即弯腰或蹲下休息后才能得到缓解。这主要是由椎体滑脱继发了椎管狭窄，致使供应硬脊膜的血管受压，从而使马尾神经缺血而引起。

（3）臀部及腰骶部的疼痛及下肢的放射痛，这可能是由椎间关节失稳及椎间盘的退变，导致椎体终板负荷分布不均而引起。

（二）中医学对本病的认识

在中医理论中，腰椎滑脱症属于"筋伤病"的范畴。《素问·痿论》有"宗筋主束骨而利机关也"的论述，强调筋的基本功能是连接和支持关节、构筑形体结构、控制关节运动。骨骼是人体的支架，筋附于骨上，大筋固定关节，小筋附着于骨表，共同促进肢体运动的完成。

中医理论认为筋伤发生的内在因素与肝肾、气血关系密切。《黄帝内经》指出，五脏各有所主，"肝主筋""肾主骨"，全身筋的功能与肝有着密切联系，而"肝肾同源"，且筋附于骨上，故筋伤疾病与肾也有着密切联系，肾虚亦常为筋伤疾患的内因。"劳伤之人，肾气虚损，而肾主腰脚……卒然而患腰痛。""腰者，肾之府也，转摇不能，肾将惫矣。"众多中医理论表明肾虚是腰痛病本虚的根本病因。而筋伤疾病亦可导致肾虚，如强力举重、闪挫日久等，正如《素问》所说"五脏皆有合病，久而不去者，内舍于其合也"。气血辨证也是筋伤病机的核心内容，筋骨依靠气血营养，"血和则经脉流行，营复阴阳，筋骨劲强，关节清利矣"，血运不畅则筋失所养导致筋伤。"诸痛皆由气血瘀滞不通所致"，很多中医学者也认为血瘀是导致腰部不荣则痛、不通则痛的重要原因。因此，肾虚血瘀是腰痛病劳损内伤、本虚标实证候的重要病因。长期的慢性劳损易导致肝肾不足，筋骨得不到充分的营养，筋对骨的维系力量随之减弱，从而导致出现"筋不束骨"，即中医所谓"骨错缝，筋出槽"，最终出现腰椎滑脱症。

（三）日常调护

1. 避免过度劳累

建议腰椎滑脱症患者避免久坐、久站以及弯腰拿重物等，避免腰部过度受力，急性期症状较重时，建议佩戴腰围保护。建议急性期患者不要过早地进行功能锻炼，防止病情加重，可以在病情得到缓解后再进行适当的功能锻炼。

2. 避免受凉

建议患者平时要注意腰背部的保暖，避免腰部受凉，避免长时间处于阴冷潮湿的环境中，以免导致腰部肌肉痉挛，使症状加重。可以通过热敷来缓解症状，热敷可以使患者血液循环加速，利于局部的炎症消除，对改善症状有一定作用。

3. 注意饮食

腰椎滑脱症患者平时可以多吃一些含钙以及蛋白质丰富的食物，如牛奶、鸡蛋、鱼、虾等，这些食物可以提高患者肌肉的力量，从而促进腰椎滑脱症症状的缓解，还可以预防腰椎滑脱症的发生与复发。建议患者少吃一些辛辣刺激性、过咸以及高脂肪的食物，如辣椒、动物的内脏等。腰椎滑脱症患者还要控制食物总热量，避免体重过重。

4. 加强功能锻炼

腰椎滑脱症患者可以进行抱膝对胸锻炼、腹式呼吸法锻炼、游泳等锻炼。①抱膝对胸锻炼：躺在瑜伽垫上，膝盖屈曲，双脚平放。双手抱住膝盖，使膝盖靠近胸部。保持这个姿势15～20秒然后放松，慢慢地把腿放低到起始位置，这个动作重复3次。②腹式呼吸法锻炼：仰卧，双脚平放在地板上，吸气时腹部隆起，保持1～3秒，然后呼气，腹部肌肉收缩，再重复呼吸动作，连续10次。③游泳：在水位在肩以上的水中站立或者行走是一种低冲击的活动，水的浮力可以帮助支撑身体的重量，减少腰椎的压力，从而起到减少疼痛的作用。针对腰椎滑脱症的锻炼方法比较多，但是每个患者病情不同，需要在医师或者康复师的指导下，根据病情选择合适的锻炼方法。

二、治疗经验与策略

（一）基本原则

对轻度腰椎滑脱症或者临床症状较轻的患者，应充分发挥中医药优势，结合中医内治法和外治法特点进行治疗；而对中重度腰椎滑脱症患者，其神经根损害症状明显，应积极采取手术治疗，解除神经根压迫，恢复神经功能。

（二）中医内治法

1. 辨证用药原则

腰为肾之府，如腰转摇不能则代表肾气不足，肾气亏虚、髓海不足、筋骨懈惰则脊柱受力失调，继而发生腰背痛。肾其充在骨，骨的生长发育有赖于肾所提供的营养，只有肾精充足、骨髓生化有源，骨骼才能得到滋养而坚固有力，反之则会出现腰脊疼痛的症状。《黄帝内经》中关于肝与筋关系的论述有"肝主筋""肝主身之筋膜""肝者……其充在筋""食气入胃，散精于肝，淫气于筋""七八，肝气衰，筋不能动"等。肝主筋指的是肝主全身筋膜，肝与肢体运动有关。肝之气血充盛，筋膜得其所养，则筋力强健，运动灵活；肝之气血亏虚，筋膜失养，则筋力不健，运动不利。筋之病变多与肝有关。《素问·阴阳应象大论》记载："肾生骨髓，髓生肝。"中医学认为，肝肾二脏在结构和功能上虽有差异，但其起源相同，生理和病理作用密切相关，肝、肾共同起源于先天生殖之精，且肝、肾共同受肾所藏的先天之精和后天之精的充养。因此，临床上治疗退行性疾病多以"肝肾同治"为治疗法则。

总之，在腰椎滑脱症的内服中药治疗中，其着力点在于肾、肝、骨、筋，以"补肝肾、强筋骨"为大法，兼顾全身气血运行及脏腑功能。同时，还要注重调整腰椎局部的功能，体现出筋骨并重、标本同治、整体和局部兼顾的治疗原则。腰椎滑脱症的病因复杂多样，有风邪、寒邪、湿邪、湿热、痰浊、体虚、闪挫、跌仆劳伤等，可分为气滞血瘀证、风寒痹阻证、肾气亏虚证、气虚血瘀证4型，现分述如下。

（1）气滞血瘀证。

跌仆损伤，脉络破损，血液留滞于脉外；或病程日久，外邪留滞经脉；或久病体弱，气血不足，血运无力，皆可使经络气血阻滞不通，导致脊柱、四肢的筋脉、关节等部位气血凝滞，经脉闭塞而成本病证。《诸病源候论》曰："血之在身随气而行，常无停积，若因堕落损伤即血行失度……皆成瘀血。"《医林改错》亦云："元气既虚，必不能达于血管，血管无气，必停留而瘀。"气滞可引起血瘀，血瘀也可导致气滞，两者相互影响。《黄帝内经》指出，"血和则经脉流行，营复阴阳，筋骨劲强，关节清利矣""血气不和，百病乃变化而生"。方用身痛逐瘀汤加减。

（2）风寒痹阻证。

素体虚弱，正气不足，腠理不密，卫外不固，复因久居湿地，涉水冒雨，气候剧变，冷热交替，汗出当风等，引起风寒湿邪乘虚入侵，流注于经络、肌肉、骨节之间，使气血不畅，经脉阻滞而成本病证。《类证治裁》曰："诸痹……良由营卫先虚，腠理不密，风寒湿乘虚内侵。正气为邪气所阻，不能宣行，因而留滞，气血凝涩，久而成痹。"方用独活寄生汤加减。

（3）肾气亏虚证（肝肾不足的表现）。

病程迁延，早、中期失治、误治或治疗不彻底，精气耗伤，导致"骨痹不已，复感于邪"等病变。或先天禀赋不足，劳累太过，或久病体虚，或房事太过，或年老体虚，以致肾气亏损，筋脉、骨节失养而发为本病证，即所谓"肾主骨藏精，精生髓，故肾亏则骨痿"。方用金匮肾气丸加减。

（4）气虚血瘀证。

本证属虚中夹实，以气虚与血瘀同时并见为特点。气虚推动无力，血行不畅而瘀滞。如面色淡白，身倦乏力，少气懒言，皆为气虚之证；瘀血内阻，不通则痛，故疼痛如刺，拒按不移；血行缓慢，瘀阻络脉，故可见面色晦滞。方用桃红四物汤加减。

2. 常用中药及体会

腰椎滑脱症的病机不外乎肝肾亏虚、热痹、湿瘀、寒凝、气血亏虚等，因此在用药时多采用补益肝肾、通络止痛、清热利湿、温里散寒、补气血之品。通过对目前中医药治疗腰腿痛相关文献中出现的药物进行统计，得出涉及药物达 125 种，总结出治疗腰腿痛的常用中药主要有 5 类：活血止痛药物，如当归、川芎、红花、桃仁等；补肝肾、强筋骨药物，如牛膝、杜仲等；通络止痛药物，如地龙等；祛风湿药物，如秦艽等；补气养血药物，如黄芪等。

（1）活血止痛药物。

血瘀理论始于《黄帝内经》。如《素问·本脏》云："血和则经脉流行，营复阴阳，筋骨劲强，关节清利矣。"《素问·调经论》云："寒独留，则血凝泣，凝则脉不通。"《神农本草经》中载具有消瘀血、通血脉、除血痹功效的药物 70 余种，为活血化瘀法在临床中的应用奠定了药物基础。常用的活血止痛药物列举如下。

1）当归。

性味归经：甘、辛，温。归肝、心、脾经。

主要功效：补血，活血，调经，止痛，润肠。《景岳全书·本草正》称其"诚血中之气药，亦血中之圣药"。

组方应用：当归补血汤、人参养荣汤、四物汤、复元活血汤、当归四逆汤等。

现代研究：当归具有抑制血小板聚集、抗血栓形成、改善微循环、镇痛、增强机体免疫功能等作用。

2）川芎。

性味归经：辛，温。归肝、胆、心包经。

主要功效：活血行气，祛风止痛。《本草汇言》称其"血中气药……虽入血分，又能去一切风，调一切气"。

组方应用：独活寄生汤、柴胡疏肝散、四物汤、血府逐瘀汤、羌活胜湿汤等。

现代研究：川芎嗪能降低血小板聚集，增强红细胞变形能力，缓解高凝状态，使血流加快、血流量增加，改善神经纤维营养障碍，使神经传导速度明显提高。

3）红花。

性味归经：辛，温。归肝、心经。

主要功效：活血通经，祛瘀止痛。《本草汇言》曰："红花，破血、行血、和血、调血之药。"

组方应用：桃红四物汤、红花散、血府逐瘀汤、复元活血汤等。

现代研究：红花在现代临床中主要用于治疗急慢性肌肉劳损，砸伤、扭伤所致的皮下充血、肿胀，压疮，冠状动脉粥样硬化性心脏病（冠心病）等。红花主要有抗凝血、抗血栓形成，兴奋心脏，增加冠状动脉血流量和降低冠状动脉阻力，营养心肌，扩张血管、改善微循环，降低血压及调节血脂，抗炎镇痛，兴奋子宫，耐缺氧，保肝，免疫调节，抗肿瘤等作用。

4）桃仁。

性味归经：苦、甘，平；有小毒。归肝、心、大肠经。

主要功效：活血祛瘀，润肠通便，止咳平喘。《珍珠囊》言其"治血结、血秘、血燥，通润大便，破蓄血"。

组方应用：桃红四物汤、生化汤、桂枝茯苓丸、桃核承气汤等。

现代研究：桃仁提取液能明显增加脑血流量，降低血管阻力，改善血流动力学状况。

5）丹参。

性味归经：苦，微寒。归肝、心、心包经。

主要功效：活血调经，祛瘀止痛，凉血消痈，除烦安神。《本草便读》曰："丹参，功同四物，能祛瘀以生新，善疗风而散结，性平和而走血……味甘苦以调经，不过专通营分。丹参虽有参名，但补血之力不足，活血之力有余，为调理血分之首药。其所以疗风痹去结积者，亦血行风自灭，血行则积自行耳。"

组方应用：丹参散、活络效灵丹等。

现代研究：现代医学研究证实丹参能拮抗血管紧张素 II，具有增强心功能、扩张血管、抑制血小板聚集、降低血液黏度及改善血液流变性等作用。研究发现丹酚酸类成分具有抗血小板聚集、抗血栓形成、改善微循环的作用。

6）乳香。

性味归经：辛、苦，温。归肝、心、脾经。

主要功效：活血行气止痛，消肿生肌。《本草汇言》曰："乳香，活血祛风，舒筋止痛之药也……又跌仆斗打，折伤筋骨，又产后气血攻刺，心腹疼痛，恒用此，咸取其香辛走散，散血排脓，通气化滞为专功也。"

组方应用：蠲痹汤、活络效灵丹、七厘散等。

现代研究：乳香能直接作用于神经末梢从而达到止痛的目的，又能抑制毛细血管通透性，改善局部血液循环，促进病灶处渗出液的吸收，达到消肿止痛的目的。乳香酸类成分具有良好的抗炎作用，且无明显的副作用。

7）没药。

性味归经：辛、苦，平。归肝、心、脾经。

主要功效：活血止痛，消肿生肌。《本草纲目》曰："乳香活血，没药散血，皆能止痛消肿生肌，故二药每每相兼而用。"

组方应用：蠲痹汤、活络效灵丹、七厘散等。

现代研究：现代研究进一步证明了没药的镇痛作用。有研究发现，没药中的倍半萜成分（呋喃桉-1,3-二烯和莪术烯）可作用于中枢神经系统的阿片受体，有镇痛活性，其作用可被吗啡拮抗剂纳洛酮阻断。

（2）补肝肾、强筋骨药物。

根据"肾主骨""肝主筋"的理论，前人确立了从肝肾论治腰腿痛的治则。"补肝肾以壮骨"是被临床反复验证具有确切疗效的治则。统计结果显示，在腰腿痛的治疗用药中，使用频次较高的滋补肝肾药有牛膝、杜仲、熟地黄、肉苁蓉、补骨脂、石斛等。根据《中华药海》中的记载，这些药大多甘温补益，入肝、肾经，不仅能滋补肝肾，而且具有强壮筋骨的作用。

1）杜仲。

性味归经：甘，温。归肝、肾经。

主要功效：补肝肾，强筋骨，安胎。《神农本草经》言其"主腰脊痛，补中益精气，坚筋骨"。《本草汇言》曰："凡下焦之虚，非杜仲不补；下焦之湿，非杜仲不利；足胫之酸，非杜仲不去；腰膝之痛，非杜仲不除。"

组方应用：青娥丸、独活寄生汤、杜仲散、十补丸等。

现代研究：动物实验证实，杜仲的皮和叶中含有一种特殊的成分，可促进人体皮肤、骨骼、肌肉中的胶原蛋白的合成与分解，具有促进代谢、防止衰退的功能，可用来预防宇航员因失重而引起的骨骼和肌肉衰退。

2）牛膝。

性味归经：苦、甘、酸，平。归肝、肾经。

主要功效：活血通经，补肝肾，强筋骨，利水通淋，引血下行。《神农本草经疏》言其"走而能补，性善下行"。《药品化义》曰："牛膝主下部血分，杜仲主下部气分，相须而用。"

组方应用：牛膝汤、舒筋活血汤、独活寄生汤、续断丸、三妙丸等。

现代研究：现代药理研究表明，牛膝具有消炎、镇痛、增强免疫、蛋白同化等作用，牛膝醇提物可以增大骨小梁密度、面积、总体积及密质骨面积，减小骨髓腔面积，阻止维甲酸所造成的大鼠骨矿质的丢失，提高骨密度。

3）肉苁蓉。

性味归经：甘、咸，温。归肾、大肠经。

主要功效：补肾助阳，润肠通便。《神农本草经疏》称其为"滋肾补精血之要药"。《玉楸药解》曰其能"暖腰膝，健筋骨，滋肾肝精血"。

组方应用：肉苁蓉丸、金刚丸、济川煎等。

现代研究：现代药理研究表明补肾药物均有不同程度的兴奋垂体-肾上腺-性腺系统作用，与骨代谢密切相关，雌激素有增强成骨作用，雄激素有促进蛋白质合成，促进骨基质增加及钙、磷沉积的作用。肉苁蓉中苯乙醇总苷（如麦角甾苷）具有雄激素样作用。

4）熟地黄。

性味归经：甘，微温。归肾、肝经。

主要功效：补血养阴，填精益髓。《本草纲目》称其能

"填骨髓，长肌肉，生精血，补五脏内伤不足，通血脉，利耳目，黑须发，男子五劳七伤，女子伤中胞漏，经候不调，胎产百病"。

组方应用：六味地黄丸、虎潜丸、四物汤等。

现代研究：熟地黄含地黄素、甘露醇、维生素 A 类物质，有强心、利尿、降低血糖、抗过敏及抗炎作用。

5）狗脊。

性味归经：苦、甘，温。归肝、肾经。

主要功效：祛风湿，补肝肾，强腰膝。《神农本草经》曰其"主腰背强，关机缓急，周痹，寒湿膝痛。颇利老人"。

组方应用：狗脊丸、狗脊饮等。

现代研究：原儿茶酸和原儿茶醛是狗脊的主要活性物质，具有抗炎、镇痛、活血等作用。

6）续断。

性味归经：苦、甘、辛，微温。归肝、肾经。

主要功效：补肝肾，行血脉，续筋骨。《神农本草经》曰其"主伤寒，补不足，金疮痈伤。折跌，续筋骨，妇人乳难"。

组方应用：续断散、寿胎丸、鹿茸续断散等。

现代研究：续断具有改善骨质疏松性骨折骨痂愈合的生物性能，对促进骨折愈合有一定的作用。

（3）通络止痛药物。

叶天士在《临证指南医案》中提出"久病入络"，为腰腿痛的治疗开辟了新的思路，产生了较大的影响。他说："初病湿热在经，久则瘀热入络。"他指出："风寒湿三气合而为痹，然经年累月，外邪留着，气血皆伤，其化为败瘀凝痰，混处经络，盖有诸矣。倘失其治，年多气衰，延至废弃沉疴。"叶天士主张从络论治。络虚留邪，痰瘀互结，病势顽固，显然草木之剂难能为功，必用精灵走窜之"搜剔动药"方能透络达邪。地龙、乌梢蛇、僵蚕、全蝎、蜈蚣等为治疗腰腿痛最常用的通络药。

1）地龙。

性味归经：咸，寒。归肝、膀胱经。

主要功效：清热息风，通络，平喘，利尿。《本草纲目》言其"性寒而下行，性寒故能解诸热疾，下行故能利小便，治足疾而通经络也"。

组方应用：补阳还五汤、小活络丹等。

现代研究：地龙具有增强免疫、促愈合、抗血栓、溶栓、改善血液循环、降血压和解热镇痛等作用。

2）乌梢蛇。

性味归经：甘，平。归肝经。

主要功效：祛风，通络，止痉。《开宝本草》言其"主诸风瘙瘾疹，疥癣，皮肤不仁。顽痹诸风"。

组方应用：乌蛇丸、三味乌蛇散等。

现代研究：在临床应用中，乌梢蛇常用于类风湿性关节炎的治疗，能很好地减轻关节疼痛，缓解关节炎症。

3）僵蚕。

性味归经：咸、辛，平。归肝、肺、胃经。

主要功效：息风止痉，祛风止痛，化痰散结。《神农本草经》言其"主小儿惊痫、夜啼，去三虫，灭黑皯，令人面色好，男子阴疡病"。

组方应用：千金散、牵正散等。

现代研究：现代药理研究发现僵蚕具有抑菌、抗凝、抑瘤等作用，应用涉及心脑血管、肝、肾和血液等系统的疾病。

4）蜈蚣。

性味归经：辛，温；有毒。归肝经。

主要功效：息风镇痉，攻毒散结，通络止痛。《神农本草经》称其能"啖诸蛇、虫、鱼毒……去三虫"。

组方应用：止痉散、牵正散、蜈蚣星风散等。

现代研究：中药蜈蚣可提取出醇提物、水提物，二者均有明显的镇静、镇痛、解痉和抗炎作用，对热板法刺激引起的疼痛有显著镇痛作用，且小剂量优于大剂量。

（4）祛风湿药物。

腰腿痛，可由感受风寒，或坐卧湿地，风寒水湿之邪浸渍经络，经络之气阻滞而发病。祛风湿药物以祛除风寒湿邪，可用于治疗腰腿痛风湿痹阻证。本类药物味多辛、苦，药性或温或凉，能祛除留着于肌肉、经络、筋骨的风湿之邪，有的还兼散寒、舒筋、通络、活血、补肝、强筋骨等作用，主要用于风湿痹阻所致之肢体疼痛，关节不利、肿大，筋脉拘挛等。根据病邪侵犯部位、病程长短等，适当配伍补肝肾、益气血的药物，以扶正祛邪。

1）桑寄生。

性味归经：苦、甘，平。归肝、肾经。

主要功效：祛风湿，益肝肾，强筋骨，安胎。《神农本草经》言其"主腰痛，小儿背强，痈肿，安胎，充肌肤，坚发齿，长须眉"。

组方应用：独活寄生汤、桑寄生散、寿胎丸等。

现代研究：桑寄生具有不同程度的扩张血管、增加血流量和抗凝的作用，可通过对血液流变学、血流动力学及微循环的调整作用来改善椎管内外循环和微环境。

2）秦艽。

性味归经：苦、辛，平。归肝、胃、胆经。

主要功效：祛风湿，止痹痛，退虚热，清湿热。《神农本草经》言其"主寒热邪气，寒湿风痹，肢节痛，下水，利小便"。

组方应用：秦艽天麻汤、秦艽汤、秦艽升麻汤、秦艽鳖甲散等。

现代研究：秦艽对环氧合酶-1（COX-1）和环氧合酶-2（COX-2）有不同程度的抑制作用。

3）木瓜。

性味归经：酸，温。归肝、脾经。

主要功效：舒筋活络，和胃化湿。《名医别录》言其"主湿痹邪气，霍乱，大吐下，转筋不止"。

组方应用：木瓜煎、木瓜汤、鸡鸣散等。

现代研究：木瓜中发挥抗炎作用的是苷类成分；木瓜总苷对佐剂性关节炎、胶原性关节炎、角叉菜胶性足肿胀、蛋白性足肿胀、甲醛性足肿胀均有明显的抑制作用。

4）防己。

性味归经：苦、辛，寒。归膀胱、肺经。

主要功效：祛风湿，止痛，利水消肿。《本草求真》曰："防己，辛苦大寒，性险而健，善走下行，长于除湿、通窍、利道，能泻下焦血分湿热，及疗风水要药。"

组方应用：宣痹汤、防己饮、防己黄芪汤等。

现代研究：粉防己碱对全身和局部的多种急慢性炎症、免疫性炎症、烟雾吸入性肺损伤、四氯化碳性肝损伤有显著的抑制作用，其抗炎作用是多方面的，包括抑制炎症细胞功能、抗自由基损伤、抑制炎症介质释放和对抗炎症介质的效应。

5）川乌。

性味归经：辛、苦，热；有毒。归心、肝、肾、脾经。

主要功效：祛风湿，温经止痛。《神农本草经》言其"主中风，恶风洗洗，出汗，除寒湿痹，咳逆上气，破积聚寒热"。

组方应用：乌头汤、活络丹、回生续命丹等。

现代研究：川乌有明显的抗炎、镇痛作用，有强心作用，但剂量加大则会引起心律失常，终致心脏抑制。

6）独活。

性味归经：辛、苦，微温；有毒。归肾、膀胱经。

主要功效：祛风湿，止痛，解表。《名医别录》言其能"疗诸贼风，百节痛风，无久新者"。

组方应用：独活寄生汤、羌活胜湿汤等。

现代研究：独活有抗炎、镇痛及镇静作用；对血小板聚集有抑制作用；有降血压作用，但不持久。

（5）补气养血药物。

腰腿痛疾病以中老年人多见。一方面，中老年人的体质多偏于肝肾不足、气血虚弱，而体质虚弱又构成了此类疾病的内在发病基础，用药之时应充分考虑到此类患者的体质特点。另一方面，"久病则虚"，在祛风散寒除湿、活血祛瘀等祛邪的方药中，常配以补气养血、补益肝肾之品以扶助正气。用药规律一般为：气虚者用黄芪等，血虚者用白芍、熟地黄等。

1）黄芪。

性味归经：甘，微温。归脾、肺经。

主要功效：补气升阳，益卫固表，利水消肿，托疮生肌。《本草汇言》言其能"补肺健脾，实卫敛汗，驱风运毒之药也"。

组方应用：补中益气汤、当归补血汤、牡蛎散等。

现代研究：黄芪能增强免疫功能，防治骨质疏松，对血液系统及血液流变学有影响。实验发现，黄芪可以抑制脊髓损伤后的脂质过氧化反应，减轻脊髓继发性损害，促进脊髓损伤后的神经功能恢复，从而发挥神经保护作用。

2）白芍。

性味归经：苦、酸，微寒。归脾、肝经。

主要功效：养血敛阴，柔肝止痛，平抑肝阳。《神农本草经》言其"主邪气腹痛……止痛，利小便，益气"。

组方应用：四物汤、逍遥散、芍药甘草汤、桂枝汤等。

现代研究：白芍有镇痛及抗炎作用。

（三）中医外治法

中医学早已认识到腰椎滑脱症的存在，将其归为"骨错缝，筋出槽"范畴，并指出可以通过手法调整进行治疗。中医手法是在人体体表运用各种不同手法，通过外源性刺激，达到防治疾病的目的。正如《医宗金鉴》所说"一旦临证，机触于外，巧生于内，手随心转，法从手出""夫手法者，谓以两手安置所伤之筋骨，使仍复于旧也"。中医手法在临床上具有简、便、廉、验的特点，受到广大医生及患者的欢迎。

1. 坐位腰椎旋转手法

朱立国教授善于采用多种手法对腰椎滑脱症进行治疗，其中最有代表性的是坐位腰椎旋转手法，也是临床治疗腰椎滑脱症使用最为广泛的手法。具体操作如下。

（1）晃腰推拿：患者俯卧，全身放松。术者双手放在患者脊柱两旁的骶棘肌表面，从表层到深层，有节奏地推揉骶棘肌，同时使腰段脊柱左右晃动。此操作旨在放松肌肉，解除肌肉痉挛，松解粘连，活血化瘀，疏通经络，解痉止痛。在肌肉放松后，方可进行下一步。

（2）患者坐于坐位腰椎旋转复位椅（图15）上，腰部放松，双下肢固定。术者一手顶住滑脱腰椎的棘突，另一手从患者一侧腋下穿过，按住对侧的颈肩部。令患者慢慢做脊柱前屈，当前屈到术者拇指下感到棘突间隙张开时，令其在此幅度稳住。嘱患者向一侧做最大幅度的旋转。最后，术者将按住颈肩部的手快速扳动，使患者进一步屈曲旋转，另一拇指顶推异常椎体的棘突，此时常能听到弹响声，术者按住棘突的拇指下也感有棘突跳动。对侧重复同样的手法操作。

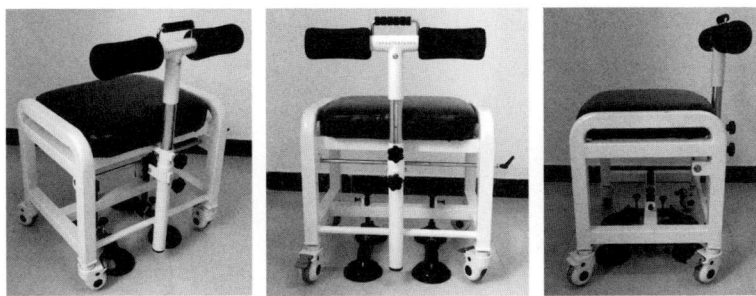

图 15　坐位腰椎旋转复位椅示意图

2. 腰椎滑脱症筋结点的手法治疗

腰椎滑脱症常引发腰椎多个解剖部位的压痛，包括棘突、横突、关节突等处，以及臀部、大腿外侧等软组织区域。这些区域的压痛点或条索状、结节状硬结，即所谓的"筋结点"，通常是由长期的慢性劳损导致的经筋气血不通和粘连所形成。对这些筋结点的精确治疗，对于缓解疼痛和促进肌肉放松具有关键作用。《医宗金鉴·正骨心法要旨》中详细描述了通过触诊可辨别筋的不同状态，如筋的强度、柔软度、是否歪斜、完整性、粗细、温度等，以及病变的部位深浅和病情的新旧程度。这些信息对于制订治疗策略至关重要。治疗筋结点时，可以应用多种中医手法，如一指禅推法、按揉法和弹拨法等。这些手法不仅能调整筋的状态，还能促进气血流通，达到"通则不痛"的治疗效果。如《素问·调经论》所述："病在筋，调之筋。"这强调了治疗应聚焦于问题的根源。同时，《灵枢·刺节真邪》中"坚紧者，破而散之，气下乃止"，说明了解结放松的重要性。

手法的评判标准是"有力、均匀、柔和、持久、渗透"，大多数患者通过保守治疗可有效缓解临床症状，但约30%的患者最终需手术治疗。手法治疗更重视为患者提供稳定的力学平衡环境，解除局部解剖结构变化引起的压迫。手法治疗在治疗腰椎滑脱症中非常重要，通过静力性平衡和动力性平衡的综合调节，旨在恢复脊柱正常运动功能，加强局部血液循环，提高痛阈，有效缓解肌肉痉挛，促进水肿吸收，缓解疼痛，解除局部粘连，调整力学平衡，并通过身体自身修复机制重获脊柱稳定性。手法治疗是中医体系中治疗脊柱疾病的有效方法，包括多种操作如按、摩、推、拿、揉、滚、擦及屈伸、旋转、点穴等，直接作用于患处以调整脊椎位置，缓解疼痛，改善功能。治疗时需注意筋与筋膜的关系，强调"筋骨整体观"与"筋骨动态平衡观"。现代研究显示，手法治疗可通过机械刺激改善疼痛敏感神经和局部血液循环，降低炎症反应，减轻疼痛，促进组织恢复。手法还能改善脊柱生物力学状态，恢复自然曲线，减少异常负荷，防止疾病进一步发展。

（四）现代治疗方法介绍

关于腰椎滑脱症的现代医学治疗，除了常规的保守治疗方法之外，手术治疗是目前最主要的治疗方案。传统的开放手术具有较高的围手术期并发症发生率，可能会延长康复期。微创脊柱手术采用不同的微创入路方式进行手术，临床疗效较好，有创伤小、出血少、融合率高、恢复快等优点。目前最常用的微创手术是后入路腰椎椎间融合术，这种手术可直接观察双侧神经根，进行双侧减压，保持脊柱前中柱的稳定性，融合率高且复位效果良好。外侧入路腰椎椎间融合术是一种将大尺寸椎间融合器置入椎间隙以治疗多种腰椎疾病的技术。该技术能恢复腰椎矢状位和冠状位排列，从而间接扩大椎间孔，并提供较高的初级稳定性。传统的前入路腰椎椎间融合术操作较为复杂，容易损伤血管和神经。而微创前入路腰椎椎间融合术通过腹部小切口或腹腔镜到达腰椎，可实现广泛的椎间盘切除和大尺寸椎间融合器的置入，最大限度地覆盖椎体终板，且不会破坏后方韧带复合体结构。与后入路相比，微创前入路腰椎椎间融合术从椎间隙凸侧放置椎间融合器，能有效重建脊柱前柱，更好地恢复前凸和椎间高度，且融合率较高。近年来，随着内镜系统和微创手术器械的持续发展，内镜下腰椎减压融合术取得了显著进步。全脊柱内镜系统根据通道数量分为单通道脊柱内镜技术和双通道脊柱内镜技术。单通道脊柱内镜手术只需 7 ~ 10 mm 切口，并不需要剥离过多的肌肉和软组织，从而降低了手术伤害。这种手术方法分为同轴大通道内镜系统或同轴小通道内镜系统。同轴大通道内镜系统具备较宽的工作区域，能够高效完成手术操作。然而，同轴小通道内镜系统的器械较小，效率低，需要更长的手术时间，且可能导致椎间盘处理不充分。双通道脊柱内镜有独立的光学和工作通道，通过连续生理盐水冲洗，在狭小的操作空间中可实现更清晰、全面的视野和更灵活的器械操作，其又可分为单侧双通道内镜和双侧双通道内镜。双通道脊柱内镜可通过经关节突或经椎板间隙入路进行。对以腰椎滑脱为主的患者，建议采用经关节突入路。经关节突入路类似于微创经椎间孔腰椎椎间融合术，通过切除关节突关节后建立通道，可实现对中央管与侧隐窝的减压。双通道脊柱内镜下腰椎椎间融合术的手术适应证与其他微创术式相似，主要包括合并腰椎不稳的腰椎管狭窄症及退变性或峡部裂性腰椎滑脱症等；其禁忌证包括重度腰椎滑脱症、肿瘤、创伤及伴有感染等。与传统的后入路手术相比，双通道脊柱内镜下腰椎椎间融合术可促进腰椎退行性疾病患者快速恢复。

三、腰椎滑脱症的典型病例介绍

病例 1

患者，女，57 岁。

首诊：2022 年 9 月 17 日。

主诉：腰部疼痛伴左下肢麻木间断发作 3 年，加重 1 月余。

现症见：腰部疼痛伴左下肢麻木，钝痛，活动或劳累时加重，遇冷加重，二便可，纳可眠差，入睡困难，舌红，苔薄白，脉弦滑。

体格检查：脊柱生理弯曲存在，腰部疼痛，腰部活动范围为前屈 45°，后伸 10°，左侧弯 0°，右侧弯 10°。L1～S1 棘上棘旁压痛、叩击痛（＋），以第 4 腰椎左侧间隙为甚，疼痛沿左下肢放射至小腿，L4～L5 棘突可触及明显台阶感，"4"字试验（＋），左侧直腿抬高 15°，右侧直腿抬高 50°，左侧膝腱反射减弱，右侧膝腱反射及双跟腱反射正常，左大腿前外侧、小腿内侧、第一足趾皮肤浅感觉减退，左下肢肌力Ⅳ级，右下肢肌力Ⅴ级，双下肢肌张力、足背动脉搏动正常。

辅助检查：腰椎正侧位 X 线片示，腰椎退行性改变，L4 椎体向前滑脱（Ⅰ度）；腰椎 MRI 示，腰椎退行性改变；腰椎失稳；L4 椎体 I 度滑脱；L2～L3、L3～L4 椎间盘膨出变性。

西医诊断：腰椎滑脱症。

中医诊断：腰痛病，血瘀气滞、肝肾亏虚证。

治疗：予坐位腰椎旋转手法。操作后患者立觉腰部疼痛较前缓解，左下肢麻木仍存。嘱其佩戴腰围，如有不适随时就诊。

二诊： 2022 年 10 月 31 日。

患者腰部疼痛减轻，左下肢麻木稍缓解，二便可，纳可眠可，舌红，苔薄白，脉弦滑。继续行坐位腰椎旋转手法，患者自述腰部疼痛症状进一步缓解，左下肢麻木症状较前减轻。

1 个月后电话随访，患者诉经手法治疗后，腰部疼痛明显减轻，左下肢麻木症状较前缓解，嘱患者继续坚持佩戴腰围，避风寒，如有不适及时就诊。

诊疗分析： 患者为中年女性，年逾五旬，肾气渐衰，肝血不足，筋骨失养，加之劳累过度，风寒侵袭，致腰部筋骨劳损，气血瘀滞，不通则痛，发为腰痛之疾。观其症状，腰部疼痛伴左下肢麻木，遇劳遇冷加重，舌红苔薄白，脉弦滑，此乃血瘀气滞、肝肾亏虚之象。查体示腰椎退行性改变，L4 椎体向前滑脱，腰椎失稳，椎间盘膨出变性，西医诊断为腰椎滑脱症，与中医腰痛之病名相符，辨证为血瘀气滞、肝肾亏虚证，治法当以活血化瘀、行气止痛、补益肝肾为要。予以坐位腰椎旋转手法治疗，旨在活血化瘀、行气止痛。首诊施术，患者即感腰部疼痛缓解，然左下肢麻木仍存，此乃病久入深，非一朝一夕可愈。遂嘱其佩戴腰围，以固护腰部，避风寒之邪，防其复感。二诊之时，患者腰部疼痛减轻，左下肢麻木稍缓，纳眠俱佳，舌红苔薄白，脉弦滑未变，此乃瘀血渐散，气滞稍舒，然肝肾亏虚之本未复。故继行坐位腰椎旋转手法，以巩固疗效，患者自述症状进一步缓解，可见治法得当，收效显著。

综上所述，本例腰椎滑脱症患者，经中医手法治疗，配合调养，病情得以缓解，体现了中医"治病求本"之理念。然本病之愈，非一日之功，需长期调养，方能固本培元，防止复发。

四、疗效评价与经验总结

（一）基于经络体系的临床思维

理筋手法的核心是中医的思维模式，而经络的临床辨证思维是中医思维的主要体现。所谓"学医不知经络，开口动手便错""十二经脉者，人之所以生，病之所以成。人之所以治，病之所以起，学之所始，工之所止也，粗之所易，上之所难也"。十二经络指十二经及其脉络。十二经脉是经络体系的主体，具有表里经脉相合，与相应脏腑络属的特征。除十二经络之外，人体还有督脉、任脉、冲脉、带脉、阳维脉、阴维脉、阳跷脉、阴跷脉，统称奇经八脉。奇经八脉沟通十二经脉，同时对十二经气血有蓄积渗灌等调节作用。由于奇经八脉既不直属脏腑，又无表里配合关系，"别道奇行"，故称"奇经"。

与腰腿疼痛相关的主要经脉有足太阳膀胱经、足少阴肾经及督脉。其中足太阳膀胱经是经络查体的重点，《灵枢·经脉》云："膀胱足太阳之脉，起于目内眦，上额，交巅。其支者，从巅至耳上角。其直者，从巅入络脑，还出别下项，循肩膊内，挟脊抵腰中，入循膂、络肾，属膀胱。其支者，从腰中下挟脊，贯臀，入腘中。其支者，从膊内左右，别下贯胛，挟脊内，过髀枢，循髀外，从后廉下合腘中，以下贯踹内，出外踝之后，循京骨至小趾外侧。是动则病冲头痛，目似脱，项如拔，脊痛，腰似折……是主筋所生病……项背腰尻腘踹脚皆痛，小趾不用。"足太阳膀胱经从头走足，循行路径最长，并在背腰部循后正中线旁开 1.5 寸、3 寸两线下行至臀，在背腰部分布的腧穴甚多。同时，足太阳膀胱经的是动病有项如拔、脊痛、腰似折等，以及其主筋所生病者，如头囟后项部、腰背部、骶尾部、腘窝、脚部等所发生的病痛。

足少阴肾经。《灵枢·经脉》云："肾足少阴之脉，起于小指……贯脊，属肾，络膀胱……其别者，并经上走心包下，外贯腰脊，其病气逆则烦闷，实则闭癃，虚则腰痛。"《素问·病能论》云："肾为之病，故肾为腰痛之病也。"肾主腰脚，腰为肾之府，其经脉贯肾络于腰脊，劳损于肾，动伤经络，又为风冷所侵，血气相搏，故腰痛。

督脉。《素问·骨空论》曰："督脉者，起于少腹以下骨中央……别绕臀，至少阴，与巨阳中络者合，少阴上股内后廉，贯脊属肾……还出别下项，循肩膊内，挟脊抵腰中，入循膂络肾。"《灵枢·经脉》曰："督脉之别，名曰长强，挟膂上项，散头上，下当肩胛左右，别走太阳，入贯膂，实则脊强，虚则头重。"督脉上达巅顶，下至尻尾，其主干循行于背脊部的正中，若督脉经气不通则见腰脊强痛。

在治疗中，应强调"得气"感，并使酸胀等感觉向一定部位扩散。《素问·调经论》"按摩勿释，着（著）针勿斥，移气于不足，神气乃得复"，即强调治疗时酸胀等感觉的传导，这样才能获得良好的治疗效果。

（二）基于肌肉及筋膜体系的临床思维

现代医学关于肌肉解剖以及筋膜体系的研究，对本病的治疗提供了有益的参考。尤其是近年来提出的结构整合、筋膜学系统以及神经康复理念等均对本病的手法治疗提供了有益的借鉴。疼痛触发点又称为激痛点或扳机点，首次由 Janet G. Travell 于 1942 年提出，指的是肌肉组织内可被触知的高度敏感的纤维结节。疼痛触发点治疗技术在欧美国家已得到广泛性的应用。该疗法是以人体解剖学为基础，顺人体肌肉和神经系统网络走行，在相应的肌肉筋膜上找到结节点（结节点可能不止一个），用手法等方式将结节点打开，以减轻和消除患者相应症状的一种治疗方法。

对人体力学平衡的认识也发展了以网眼理论和结构整合为

核心的治疗理念，如张天民等对慢性软组织损伤病理构架的网眼理论以及网眼理论的物质基础——人体弓弦力学系统进行了比较系统的阐述，明确了人体力学解剖结构的紊乱在慢性软组织损伤、骨质增生类疾病以及慢性内脏疾病发生发展过程中所起的基础性作用，认为在人体骨骼与软组织之间是以骨骼为弓、软组织为弦，在软组织附着于骨的部位则形成弓弦结合部的一个力学单元。静态弓弦力学单元是以关节囊、韧带、筋膜为弦，动态弓弦力学单元则在此基础上增加了一个主动的弦即骨骼肌，并以骨骼肌为动力构成了骨骼杠杆力学系统，使骨关节产生主动运动。籽骨、副骨、滑囊、皮肤、皮下组织、脂肪等则为其附属结构，又各司其职。例如，髌骨作为籽骨将原先的一个弓弦力学系统一分为二，形成一个以股四头肌为弦的动态弓弦力学单元及一个以髌韧带为弦的静态弓弦力学单元；滑囊通过分泌滑液减少弓弦力学单元中相邻结构间的摩擦；皮肤、皮下组织、脂肪则对弓弦力学系统起到保护作用。弓弦力学系统将中医概念中"筋"的各种组成部分有机地串联起来，较好地涵盖了中医"筋"的概念，并使之形成一个密切联系的有机体。在人体弓弦力学系统的基础上，以受损软组织的行径路线为导向，形成以点成线、以线成面的立体网络状的一个病理构架，好比一张渔网，渔网的各个结点即弓弦结合部，是组织病变包括粘连、瘢痕、挛缩最为严重与集中的部位，这就形成了网眼理论。这表明对慢性筋伤病而言不再是局限于一个点的病变，而是以更整体的视角，认识"筋"的运动及其损伤。

（三）中医脏腑与筋的关系整体观

中医学理论体系独具特色，脏腑与筋的关系更是其中之精髓。脏腑为人体之内核，筋脉则为联络之使，二者相互依存，共同维系人体之生机。脏腑之功能，关乎人体之生死，其化生之气血，为筋之所养，故脏腑之盛衰，直接影响筋之强弱。而筋者，束骨而利机关，为人体运动之关键。筋之强健，赖于脏腑之滋养，脏腑之调和，又需筋之舒展。故脏腑与筋，相辅相成，共筑人体之基石。脏腑与筋之整体关系主要表现在以下方面。

（1）肝与筋。肝者，藏血之脏，主疏泄，其华在筋。肝血充足，则筋得其养，柔韧有力；肝血不足，则筋失所养，拘挛不用。故《素问·五脏生成》曰："肝之合筋也，其荣爪也。"说明肝与筋关系甚为密切。

（2）脾与筋。脾者，后天之本，主运化，生化气血。脾运健旺，则气血充盈，筋得所养；脾虚失运，则气血生化无源，筋失所养而萎弱。故《黄帝内经》云"脾主身之肌肉""脾气虚则四肢不用"。肌肉与筋相连，脾病及筋，亦可见筋之病变。

（3）肾与筋。肾者，主藏精，生髓养骨。肾精充足，则骨髓坚实，筋脉强劲；肾精亏虚，则骨髓空虚，筋脉松弛。故

《素问·上古天真论》曰："肾者主水，受五脏六腑之精而藏之。"肾精之盈亏，直接影响筋之强弱。

（4）其他脏腑与筋。除肝、脾、肾外，其他脏腑亦与筋有密切关系。如心主血脉，心血充足则筋脉得养；肺主气，肺气宣降有常则筋脉舒展。故脏腑之调和，是筋脉强健之根本。

脏腑与筋之关系，体现了中医整体观之精髓。脏腑之盛衰，直接影响筋之强弱；脏腑之调和，又需筋之舒展。二者相辅相成，共同维系人体之生机。深入研究脏腑与筋的关系，对于揭示中医理论之奥秘、指导临床实践具有重要意义。

（四）筋骨理论的临床辨治思维

筋骨理论作为中医基础理论的重要组成部分，不仅揭示了人体筋与骨的平衡关系，更是中医动静态平衡理论的具体体现。《黄帝内经》中"骨为干""筋为刚"的论述，强调了筋骨在人体生理病理中的相互作用与依存关系，在临床辨治过程中的应用价值明显。

筋之本为柔，其性为韧。《说文解字》云："筋，肉之力也……腱，筋之本也。"中医理论中，筋不仅指狭义上的筋膜，更涵盖肌肉等各种软组织结构，它们协同工作，完成人体各种生理活动。筋力量的源泉在于肝，肝主疏泄，调节气血，使筋得以柔韧有力。骨之本为干，其性为刚。"骨为干"，即骨骼构成人体脊柱和四肢的基础架构，通过关节支撑肌肉，保护脏腑。肾藏精，精生髓，髓养骨，骨的生长、发育、修复均依赖于肾精气的滋养。人体精气充足则骨骼强健，反之则筋骨痿软。

筋骨平衡是机体健康的基础。筋与骨相互依附，形成互补系统。在生理状态下，筋通过伸展和收缩实现骨的运动，而骨则为筋提供支持和承载，二者协同工作，达到动态平衡。一旦这种平衡被打破，即出现筋骨失衡，引发各种筋骨疾病。

轻度筋骨疾病多表现为局部酸痛、活动稍受限，如轻度关节炎、肌肉劳损等。此时，治疗应以调和气血、疏通经络为主，采用针灸、推拿等外治法，辅以舒筋活血的中药内服，以恢复筋骨的轻度失衡。中度筋骨疾病则会出现症状加重，疼痛明显，活动受限，如中度腰椎间盘突出症、骨关节炎等。治疗需筋骨并重，一方面，通过正骨手法纠正"骨错缝"，恢复骨骼的正常位置；另一方面，采用活血化瘀、强筋壮骨的中药内服、外用，促进筋骨损伤的修复。重度筋骨疾病病情严重，疼痛剧烈，功能严重受限，如重度骨折、晚期骨关节炎等。此时，治疗应以救急为先，稳定病情，减少痛苦，随后根据病情采用手术或保守治疗，结合中医整体调理，促进筋骨功能的恢复。

针对筋骨疾病的局部症状，如疼痛、肿胀、活动受限等，可选择相应的穴位、经络进行针灸、推拿等治疗，直接作用于病灶，缓解症状。中医强调整体观念，治疗筋骨疾病不仅要关注局部症状，更要从整体出发，调理脏腑功能，增强体质。如肝主筋，肾主骨，治疗时应重视肝、肾的调养，通过中药内服、食疗等方式，达到标本兼治的效果。中医临床强调辨证施治，即根据患者的具体病情、体质、年龄等因素，制订个性化的治疗方案。对于筋骨疾病，需详细询问病史，仔细查体，四诊合参，明确病因病机，选用合适的治疗方法。

筋骨疾病的治疗应遵循动静结合的原则。一方面，通过适当的运动锻炼，增强筋骨的柔韧性和力量；另一方面，注意休息和静养，避免过度劳累和损伤，促进筋骨的修复和恢复。中医强调"治未病"，即预防疾病的发生和发展。对于筋骨疾病，应注重预防保健，通过调整饮食起居、保持精神愉悦、适当锻炼等方式，增强体质，提高抗病能力，减少筋骨疾病的发生。

筋骨理论作为中医基础理论的重要组成部分，在临床辨治中具有重要应用价值。未来，应进一步挖掘和整理筋骨理论的临床应用经验，推动中医筋骨病学的发展，为更多患者带来健康福祉。

（五）常见误区与纠正

腰椎滑脱症在临床上需要与腰椎间盘突出症、血管闭塞性脉管炎、椎管内肿瘤、骶骨岬部骨折等疾病进行鉴别。

（1）腰椎间盘突出症。临床症状如腰痛、坐骨神经痛等与腰椎滑脱症相似。腰椎间盘突出症患者，表现为腰椎活动受限、压痛，骶棘肌痉挛，直腿抬高试验多呈阳性。借助 X 线、

MRI 检查可进行鉴别。

（2）血管闭塞性脉管炎。好发于青壮年男性，主要与吸烟及寒冷、潮湿的生活环境有关，症状以下肢麻木、苍白、怕冷为主，可有静息痛、间歇性跛行、患肢远端动脉搏动减弱或消失。动脉造影可明确部位、程度、范围及侧支建立情况。

（3）椎管内肿瘤。临床表现为根性痛、感觉障碍、运动及反射异常、自主神经功能障碍（主要是膀胱和直肠功能障碍），借助 CT、MRI 检查可进行鉴别。

（4）骶骨岬部骨折。初期主要以腰痛为主，此时的患者往往不伴有腰椎滑脱或仅有轻度滑脱，通过降低体育活动的强度、强化腰背部肌肉、药物及局部封闭治疗等，症状通常可在几个月内自行缓解，借助 X 线、CT 等检查可进行鉴别。

第五章　膝骨关节炎

一、概述

膝骨关节炎是一种慢性、退行性骨关节疾病，以膝关节软骨变性、滑膜炎症以及继发性骨质增生为主要病理变化，以关节疼痛、僵硬、肿胀及功能受限为主要临床表现。我国55岁以上的人群中60%的人有膝骨关节炎影像学改变，在65岁以上的老年人中，膝骨关节炎的发病率达85%。在中国，膝骨关节炎患病率为18%，其中男性患病率为11%，女性患病率为19%。

根据本病的临床表现，它可被归入中医学"骨痹"与"痹证"范畴。中医学认为，膝骨关节炎的发病机制与虚、邪、瘀三者紧密相连。肾主骨，肝主筋，人到中年，肝肾功能逐渐衰退，骨骼失去滋养，膝部易受劳损，加之风寒湿邪的侵袭，导致经络受阻，气血瘀阻，从而引发疾病。《素问·痹论》指出，本病的发生与气候、环境等因素密切相关，风寒湿邪长期侵袭，脉络瘀阻，气血不通，便会产生疼痛，即"风寒湿三气杂至，合而为痹"。筋骨肌肉得以营养和保护，依赖于气血的正常运行。气血津液作为构成人体的基本物质，具有滋养和润滑骨关节的作用。若气血运行不畅，气滞血瘀，便会引发一系列骨关节异常的病理变化。因此，"本虚标实"为本病的主要特点，主要涉及的脏腑为肝和肾，而病位则集中在骨骼与关节。《医林改错》中提出"痹有瘀血"，即痹证中存在瘀血阻滞的病理变化。基于这一理论，活血化瘀法成为治疗痹证的有效方法之一。

中医药在治疗膝骨关节炎方面，不仅限于内服药物，还使用多种外治法，如针灸、推拿等。这些外治法不仅毒副作用小，而且疗效显著，为患者提供了更多元化的治疗选择。

（一）现代医学对本病的认识

1. 膝关节的解剖结构

膝关节是人体最大、最复杂的关节，由股骨下端、胫骨上端和髌骨组成。这些骨骼之间通过复杂的结构和组织相互连结，形成一个稳定而灵活的关节。股骨下端形成股骨髁，与胫骨上端的胫骨平台构成膝关节的主要部分。髌骨则位于股骨髁的前方，通过股四头肌肌腱与股骨相连，起到保护膝关节和增强股四头肌力量的作用。膝关节内部包含前后交叉韧带和胫腓侧副韧带，这些韧带结构强大且复杂，为膝关节提供了强大的稳定性和运动控制能力。前后交叉韧带主要防止膝关节的前后脱位，而胫腓侧副韧带则主要防止膝关节的侧方脱位。此外，膝关节的关节腔内还有半月板这一重要结构，它由内外侧两个半月形的软骨板组成，位于股骨髁与胫骨平台之间。半月板能够缓冲对关节的冲击力，分散压力，保护关节软骨，并增加关节的稳定性。膝关节具有一定的活动度，能够进行屈曲、伸展和少量的旋转运动，这些运动功能使得人体能够完成行走、跑步、跳跃等多种复杂动作。同时，膝关节的解剖结构也使其能够承受较大的负重和压力，是人体下肢的重要支撑结构之一。

2. 本病的发病机制

膝骨关节炎是一种慢性、退行性骨关节疾病，以关节疼痛、僵硬、肿胀及功能受限为主要临床表现。其发生机制主要包括以下几个方面。①退行性变：随着年龄的增长，软骨的含水量减少，弹性和缓冲能力降低，容易受到磨损和损伤。这种退行性变是膝骨关节炎发生的主要原因之一。②外力作用：如长期的行走、过度的负重、突然的剧烈运动等，都可能导致膝关节软骨的磨损和损伤，进而引发膝骨关节炎。③遗传因素：一些研究表明，膝骨关节炎具有一定的遗传倾向。④其他因素：肥胖、环境因素、其他疾病等均可增加膝骨关节炎的发病风险。

3. 本病的病理学研究

膝骨关节炎涉及机械应力的长期作用、软骨细胞凋亡、基质金属蛋白酶（MMPs）过度活化等多个因素。机械应力因素如体重增加和关节损伤会对软骨造成直接影响，损伤后修复不全则会引发关节炎的进一步恶化。软骨细胞基质降解加速，而合成减慢，基质降解产物刺激滑膜，导致关节内炎症反应增强，进一步加剧疼痛。同时，膝骨关节炎常伴有基因遗传因素及炎症因子参与，如白细胞介素-1（IL-1）和肿瘤坏死因子-α（TNF-α）等在膝骨关节炎的发病中起到促进作用。

4. 本病的临床表现

（1）症状。

膝骨关节炎的临床表现因人而异。常见的症状包括以下几种。①关节疼痛及压痛：是最常见的症状，初期为轻度或中度间断性隐痛，休息后好转，活动后加重，疼痛常与天气变化有关，寒冷、潮湿的环境均可加重疼痛，晚期可以出现持续性疼痛或夜间痛。关节局部可有压痛，在伴有关节肿胀时尤其明显。②关节活动受限：晨起时关节有僵硬及发紧感，俗称晨僵，活动后可缓解。关节僵硬持续时间一般较短，常为几分钟至十几分钟，极少超过 30 分钟。③关节畸形：骨赘形成或滑膜炎症积液可造成膝关节肿大。④骨摩擦音（感）：由于关节软骨破坏，关节面不平整，活动时可以出现骨摩擦音（感）。⑤肌肉萎缩：关节疼痛和活动能力下降可导致受累关节周围肌肉萎缩，关节无力。

（2）体征。

髌周多有压痛；症状严重者膝关节伸屈受限；有膝关节积液者，浮髌试验阳性。

（3）影像学表现。

影像学检查是临床明确诊断膝骨关节炎的"金标准"。在

X 线片上，膝骨关节炎的三大典型表现为：受累关节非对称性关节间隙变窄，软骨下骨硬化和（或）囊性变，关节边缘骨赘形成。部分患者可有不同程度的关节肿胀，关节内可见游离体，甚至关节变形。CT 检查能够提供更为精细的骨骼结构图像，有助于医生更准确地观察关节部位软骨的变化、关节间隙的变窄以及骨质增生和钙化的情况。此外，CT 检查在鉴别诊断方面也具有优势，可以帮助医生排除其他可能引起膝关节疼痛的疾病。MRI 检查在膝骨关节炎的诊断中具有独特的优势。作为一种无创、无痛、无辐射的检查手段，MRI 检查能够清晰地显示膝关节软组织病变的情况，包括关节软骨的厚度、形态以及关节腔内的积液量等。这使得 MRI 检查在发现膝骨关节炎的早期病理改变方面具有很高的灵敏度。此外，MRI 检查还能够辅助分型诊断，帮助医生判断膝骨关节炎的类型，从而制订更为精准的治疗方案。

5. 本病的诊断标准

（1）诊断标准：参照中华医学会骨科学分会 2018 年标准及中国中西医结合学会骨伤科专业委员会 2018 年标准。本病的诊断标准具体如下。

1）近 1 个月反复出现膝关节疼痛。

2）X 线片（站立位或负重位）示：关节间隙变窄、软骨下骨硬化和（或）囊性变、关节边缘骨赘形成。

3）MRI 检查示：软骨损伤、骨赘形成、软骨下骨骨髓水肿和（或）囊性变、半月板退行性撕裂、软骨部分或全层缺失。

4）年龄≥50岁。

5）晨僵时间≤30分钟。

6）活动时有骨摩擦音（感）。

综合临床及影像学检查，符合1），并符合2）、3）2项中任意1项，或者符合1），并符合4）、5）、6）3项中任意2项，即可诊断为膝骨关节炎。

（2）西医分期标准：参照中华医学会骨科学分会2018年标准。膝关节疼痛程度的评价采用视觉模拟评分法。同时，将影像学检查作为客观的诊断标准，其中采用目前临床上应用最广泛的Kellgren-Lawrence（K-L）分级作为膝骨关节炎X线片表现的基本分级标准（表1）。

表1　膝骨关节炎 Kellgren-Lawrence 分级

分级	描述
0级	无改变（正常）
I级	X线片显示可能有骨赘，关节间隙可疑变窄
II级	X线片显示有明显骨赘，关节间隙可疑变窄
III级	X线片显示有中等量骨赘，关节间隙变窄较明显，有硬化性改变
IV级	X线片显示有大量骨赘，关节间隙明显变窄，有严重硬化性病变及明显畸形

1）早期。疼痛：经常出现膝关节疼痛；活动：日常活动基本不受影响，少数患者在平路行走时偶有影响，常于起立、下蹲或者上下楼梯时疼痛，活动轻微受限；肿胀：偶发肿胀；

畸形：无明显畸形（或原有畸形无变化）；X线片显示：关节间隙轻度狭窄，可见小的骨赘；K-L分级：Ⅰ~Ⅱ级。

2）中期。疼痛：经常出现膝关节严重疼痛；活动：日常活动因为疼痛而受限；肿胀：复发性膝关节肿胀；畸形：膝关节可出现轻度内翻或者外翻畸形；X线片显示：明显的关节间隙狭窄，有中等量骨赘，软骨下骨骨质轻度硬化，可能出现膝关节骨性畸形（内翻畸形、外翻畸形、屈曲畸形）；K-L分级：Ⅲ级。

3）晚期。疼痛：膝关节疼痛非常严重；活动：日常活动严重受限；肿胀：可能经常出现膝关节肿胀；畸形：可能出现严重的内翻、外翻畸形或屈曲挛缩畸形；X线片显示：严重的关节间隙狭窄，大量骨赘形成，明显的软骨下骨硬化，明显的膝关节骨性畸形；K-L分级：Ⅳ级。

在患者主观感觉到的疼痛程度和K-L分级严重不一致的情况下，可结合以评价软骨损伤为主的Recht分级作为补充标准协助分期（表2）。

表2　膝骨关节炎Recht分级

分级	描述
0级	无改变（正常）
Ⅰ级	软骨内异常信号，但软骨面光滑
Ⅱ级	软骨表面轻度不规则和（或）软骨全层厚度50%以下的局灶缺损
Ⅲ级	软骨表面严重不规则和（或）软骨全层厚度50%以上但未达全层的局灶缺损
Ⅳ级	软骨全层缺损，软骨下骨暴露

（二）中医学对本病的认识

1. 病因病机

依据中医理论，此病源于肝肾功能的衰退、长期的体力劳损以及风寒湿邪的侵袭。肾为骨骼之本，肝主筋脉，肝肾不足则无法滋养骨骼与筋脉，导致筋骨失养。《素问·宣明五气》曰："久视伤血、久卧伤气、久坐伤肉、久立伤骨、久行伤筋。"这被称为"五劳所伤"，进一步阐释了长期劳损如何引发此病。而肝血不足，筋脉得不到充分的滋养，则是此病发生的内在原因。血虚导致寒气凝结于经脉之中，经脉失养，从而构成了此病的发病机制。此病的疼痛与肿胀症状，关键原因在于瘀血、痰浊以及寒邪的阻滞，使得经络不通，即"不通则痛"。综上所述，肝肾亏虚、筋骨失养、气滞血瘀、长期的体力劳损以及风寒湿邪痹阻经络，共同构成了此病发生与发展的根本原因。

具体的病因病机包括以下几点。

（1）外感六淫：寒湿邪气侵袭膝关节，导致经络闭阻，气血不通，出现疼痛、麻木等症状。

（2）内伤劳损：长期的体力劳动，使膝关节气血运行失常，导致筋脉失养，出现疼痛、僵硬。

（3）气滞血瘀：情志不畅、久病体虚等原因，导致气机阻滞，血行不畅，产生瘀血，进一步加重疼痛和功能障碍。

（4）体虚不足：肝肾亏虚，骨骼与筋脉得不到足够的滋养，容易导致膝关节退化。

2. 辨证分型

（1）风寒湿痹型。

症状：膝关节疼痛、屈伸不利，伴有沉重感和僵硬，遇冷加重，温暖后缓解。常伴有关节冷痛，遇寒湿天加剧。

治法：祛风散寒，除湿通络。

（2）肝肾亏虚型。

症状：膝关节酸痛无力，活动后症状加重，休息后缓解。常伴有腰膝酸软、头晕耳鸣、夜尿频多等肾虚表现。

治法：补肾壮骨，益精养血。

（3）气血瘀滞型。

症状：膝关节刺痛，痛有定处，夜间疼痛加重。常伴有膝关节肿胀、皮肤暗淡不泽。舌质暗紫或有瘀斑，脉涩。

治法：活血化瘀，通络止痛。

（4）气血虚弱型。

症状：双下肢尤其膝关节酸痛无力，活动后加剧，或关节变形，肌肉萎缩。伴面色少华，或心悸气短、乏力、自汗。舌淡，苔薄白，脉沉细弱。

治法：补益气血，养血活络。

二、治疗经验与策略

（一）手法治疗经验总结

朱立国教授认为，膝骨关节炎的中医手法治疗应注重整体调理与局部治疗相结合。具体包括以下几个方面。

（1）治疗前需详细诊断，明确病情，根据患者体质和病情采取不同手法。

（2）治疗手法包括揉、按、推、拿、拔、伸等，以缓解膝关节疼痛和改善关节活动度。

（3）治疗过程中，手法操作应遵循辨证与辨病相结合的原则，依据辨证结果实施操作。

（4）依据辨证结果，结合中药外敷、针刺、艾灸等辅助疗法，可增强治疗效果。

（5）治疗期间指导患者进行适当的功能锻炼，以促进关节功能恢复。

（6）定期复查，根据病情变化调整治疗方案。

1. 手法作用机理

《素问·痹论》中记载："风寒湿三气杂至，合而为痹。"痹证是人体感受风、寒、湿等外邪，导致经络闭阻、气血运行不畅所引起的疾病。通过按摩、推拿等手法操作，可以疏通膝关节周围的经络，调和气血，使气血运行畅通无阻。这有助于缓解经络闭阻、气血运行不畅所引起的膝关节疼痛、僵硬等症状。《素问·六节藏象论》中记载："肾者，主蛰，封藏之本，精之处也；其华在发，其充在骨。"膝关节作为筋的汇聚之地，其状态能够直接反映出筋的健康状况。而筋的柔韧度与肝的功能息息相关。因此，手法治疗在调理膝部的同时，也需要从养肝的角度来考虑。通过循经推拿等补泻手法治疗，可以补肾壮骨、养肝柔筋，从而增强膝关节的稳定性和灵活性。《素问·阴阳应象大论》中记载："气伤痛，形伤肿。"通过推拿按摩等手法，可以对膝关节局部产生刺激，以改善血液循环，促进营养供给，修复组织。同时，手法治疗还可以活血化瘀、消肿止痛，有助于缓解因外伤、劳损等原因引起的膝关节肿胀、疼痛等症状。《素问·生气通天论》中记载："阴平阳秘，精神乃治；阴阳离决，精气乃绝。"手法治疗通过调整膝关节周围的阴阳平衡，恢复关节的正常功能。手法治疗可以刺激膝关节周围的穴位和经络，调整气血的运行和分布，使阴阳达到平衡状态。这有助于缓解因阴阳失衡引起的膝关节疼痛、僵硬等症状，恢复关节的正常功能。

2. 手法安全性与风险防范

在进行手法治疗前，必须对患者进行详细的病史询问和体格检查，以明确诊断。这有助于避免误诊和误治，确保治疗的安全性和有效性。对存在以下情况者应禁止使用手法治疗。

（1）急性感染性膝骨关节炎。

（2）急性半月板损伤、急性交叉韧带损伤、急性膝关节内外侧副韧带损伤。

（3）操作区域皮肤破损者。

（4）合并下肢深静脉血栓或急性下肢静脉炎患者。

（5）凝血障碍患者。

（6）重度骨质疏松合并膝关节屈伸活动障碍患者，避免暴力被动活动膝关节。

在治疗前，必须仔细评估患者的身体状况，排除禁忌证。手法治疗时，应根据患者的具体情况调整手法的力度和频率。力度过大或过小都可能影响治疗效果，甚至导致不良反应。同时，应密切观察患者的反应。如出现疼痛加剧、皮肤破损、皮下出血等异常情况，应立即停止治疗，并采取相应的处理措施。

（二）中药治疗经验总结

1. 辨证论治思路

朱立国教授在膝骨关节炎的治疗领域内，凭借丰富的临床实践经验，在中药的运用上，开创了一套别具一格的治疗理念与方法。他深受清宫正骨流派学术思想的熏陶，并在"病证结合、血分优先"的辨证施治原则引领下，巧妙融合了现代科学的先进技术，形成了"先辨病，后依证灵活调整"的独特治疗方针。

在疾病诊断环节，朱立国教授严格参照现代医学的诊断标准，细致分析患者的症状表现、体征信息及影像学检查结果，以确保诊断的准确无误。在此基础上，他精选与诊断相匹配的基础药方作为治疗起点，此即"先辨病"。随后，他又会根据患者具体的舌象、伴随症状等个体特征，对基础药方进行有针对性的辨证加减，此即"后依证灵活调整"。

在方剂的配伍调整上，朱立国教授展现出了独特的智慧与技巧。他擅长以药对形式同时增减药物，或将功效相近的两味药物根据临床辨证进行灵活替换与加减，从而实现了方剂的精准化与个性化，进一步提升了治疗效果。

朱立国教授主张在辨证指导下进行中医综合治疗，即在西医诊断与中医辨证明确的基础上，采取中药内服和外用、手法、理疗、康复治疗相结合的综合方案，这些治疗手段各司其职、直达病所，使疾病快速康复。

2. 常用药物组方与药对

（1）常用组方。

朱立国教授针对疾病的不同证型与表现，总结并提炼出针对不同证型的一系列基础方。

1）通痹汤——以风寒湿痹为主证。治则：祛风散寒，除湿通络。方药组成：羌活、秦艽、细辛、川芎、当归、杜仲、赤芍、萆薢、木瓜、茯苓、牛膝、乳香等。

方中羌活、秦艽、细辛祛风散寒，为君药；川芎、当归、赤芍活血通络，杜仲、牛膝补肝肾强筋骨，共为臣药；萆薢、木瓜、茯苓除湿利尿，乳香活血止痛，为佐使药。诸药共用达到祛风散寒、除湿通络的目的，适用于风寒湿痹引起的关节疼痛、筋脉拘挛等症状。

2）独活寄生汤——以肝肾亏虚为主证。治则：补肾壮骨，益精养血。方药组成：独活、桑寄生、杜仲、牛膝、细辛、秦艽、茯苓、肉桂（或桂枝）、防风、川芎、人参、炙甘草、当归、芍药、地黄（生地黄或熟地黄）等。

方中君药独活辛、苦，微温，善治伏风，除久痹，且性善下行，以祛下焦与筋骨间的风寒湿邪。细辛、防风、秦艽、肉桂（或桂枝）共为臣药，细辛入少阴肾经，长于搜剔阴经之风寒湿邪，又除经络留湿；秦艽祛风湿，舒筋络而利关节；肉桂（或桂枝）温经散寒，通利血脉；防风祛一身之风而胜湿。君臣相伍，共祛风寒湿邪。桑寄生、杜仲、牛膝可补益肝肾而强壮筋骨，且桑寄生兼可祛风湿，牛膝尚能活血以通利肢节筋脉；当归、川芎、地黄、芍药养血和血，人参、茯苓、炙甘草健脾益气。以上诸药合用，具有补肝肾、益气血之功。芍药与炙甘草相合，尚能柔肝缓急，以助舒筋。炙甘草作为使药，调和诸药，使全方药性更加平和，更好地发挥治疗作用。

3）化瘀通痹汤——以气血瘀滞为主证。治则：活血化瘀，通络止痛。方药组成：当归、丹参、香附、鸡血藤、制乳香、制没药、延胡索、透骨草等。

方中透骨草祛风除湿、通络止痛，为君药；制乳香活血，制没药散瘀，两者相得益彰，是治疗瘀血痹阻的要药；当归、丹参、鸡血藤共奏活血养血之功，能够祛病而不伤正，增强机体的抗邪能力；香附理气解郁，延胡索行血中气滞，两者共同作用能够加强活血祛瘀的功效。

4）黄芪桂枝五物汤——以气血虚弱为主证。治则：补益气血，养血活络。方药组成：黄芪、桂枝、芍药、生姜、大枣、炒杜仲、骨碎补、党参、白术、茯苓、当归、炙甘草等。

方中黄芪作为君药，大补元气，鼓舞卫气以畅行肌表的气血，起到补气行血的作用。桂枝温经通阳，散寒止痛，与黄芪相伍，能益气温阳，和血通经。芍药养血和营，与桂枝相配，有调和营卫的功效。生姜辛温，疏散风邪，以助桂枝之力。大枣甘温，既能益气补中，又能养血和营，与生姜为伍，有调和脾胃、调和营卫的作用。

（2）常用药对。

1）杜仲与牛膝——二者都有补肝肾、强筋骨的作用。二者合用可以增强疗效。同时，也可以加用秦艽、桑寄生、生地黄等补肝肾的药物，比如独活寄生汤。二者可以用于肝肾不足、风寒湿邪痹阻经络所致的腰膝关节疼痛、屈伸不利、筋脉挛急等，也可以用于肾精不足所致的腰膝酸软、眩晕耳鸣等。由于二者均为温补之品，所以阴虚火旺的患者不宜服用。

2）独活与川芎——该药对组合具有以下功效。①祛风除湿：独活与川芎的组合能够有效祛除体内的风寒湿邪，适用于治疗风寒湿痹、腰膝疼痛等症状。②通痹止痛：该药对能够通利关节，缓解痹痛，对风湿性关节炎、类风湿性关节炎等疾病有一定的治疗效果。③益气活血：独活与川芎的组合能够增强人体的气血运行，促进血液循环，适用于治疗冠心病、心绞痛等心血管疾病。④祛风通络：该药对能够祛除外风，通利经络，适用于治疗偏头痛、血管性头痛等。⑤益肾壮骨：独活与川芎的组合还能够补肾壮骨，适用于治疗骨质增生、关节炎等骨关节疾病。

在使用独活与川芎的药对组合时，需要注意以下几点。①个体差异：每个人的体质不同，对药物的反应也会有所不同。因此，在使用该药对组合时，应根据个人的具体情况进行调整。②药物相互作用：独活、川芎与其他药物可能存在相互作用，因此在使用时应注意避免与其他药物产生不良反应。③副作用：虽然独活与川芎的药对组合具有多种功效，但也可能存在一定的副作用。例如，川芎可能会导致出血倾向，因此孕妇和有出血倾向的人群应慎用。

3）丹参和鸡血藤——该药对组合具有以下功效。①活血化瘀：丹参和鸡血藤都属于活血化瘀类的药物，它们在一起使用时，能够增加活血化瘀的效果。丹参具有祛瘀生新的作用，可以应用于各种原因所导致的出血性疾病；鸡血藤主要应用于女性月经不调、产后瘀滞、腹痛，或者是一些老年人出现的肢体麻木、瘫痪等病证。②补血活血：丹参和鸡血藤配伍能够起到补血活血、调经、舒筋活络的作用。③舒筋通络：丹参、川芎、鸡血藤在一起搭配后可以起到补血活血和舒筋通络的功效。当这3种药材一起使用时，作用可以相互增强，提高疗效。④其他功效：丹参性寒，具有凉血、清心、养血、安神的功效，可用于出现失眠多梦、心悸的患者。鸡血藤加丹参具有活血舒筋、调血养经的功效，一般可以用于出现风湿痹痛、麻木瘫痪、关节肿痛的患者，对出现血瘀、血虚的患者也有缓解作用。

注意事项：在使用丹参和鸡血藤时，需要注意具体的剂量和用法，应在医生的指导下使用，避免因剂量过大而引起不适。此外，鸡血藤和丹参虽然有许多共同的药理作用，但在使用时仍需根据个人的具体情况进行调整。

4）黄芪与当归——该药对组合具有以下功效。①气血双补：黄芪具有补脾益肺等功效，当归能养血活血，二者合用有益气活血养血的作用，可以用于气血两虚所致的神疲乏力、肢体倦怠、眩晕耳鸣、面色萎黄、失眠多梦、动则汗出、妇女月经不调、经血量少等症状。当黄芪和当归按照5:1的比例应用时，就是当归补血汤，可用于血虚发热。此外，气血充足有助于促进伤口愈合。气血双补这一功效对一些身体虚弱、面色不佳、容易疲劳的人群有积极的调理效果，比如产后身体虚弱的女性，或者大病之后需要调养气血的患者等。②推动气血运行：黄芪是补气药，气能推动血液运行；当归是补血活血、调经止痛、润肠通便的药物。如果气不足，血流就缺乏动力，容易形成血瘀，所以这两味药经常配对使用，可用于改善血瘀相关的情况，如对于一些由气血不畅导致的虚寒性膝关节疼痛，黄芪与当归配伍可起到一定的调理作用。③补气养血与养阴固表：将黄芪和当归两药物配伍使用可以起到补气、补血、养阴、益气、固表的效果，治疗气虚、乏力、易出汗、月经不调、食欲下降、子宫脱垂、痔疮脱垂等症状。在改善女性因气虚导致的子宫脱垂方面，黄芪的补气升提作用与当归的养血活血作用相配合，有助于提升气血，改善脱垂状况；对气虚易出汗的人群，二者配伍能起到补气固表止汗的作用。

此药对的禁忌人群如下。①阴虚火旺者：黄芪性微温，当归性温，阴虚火旺的人服用后可能会加重体内的虚热，导致上火症状加重，如口干舌燥、咽喉肿痛、心烦易怒等，所以这类人群应尽量避免使用黄芪、当归药对。平素易潮热盗汗、五心烦热的阴虚体质者，应谨慎使用。②湿热证患者：由于黄芪和当归配伍后的温补作用比较强，湿热证患者服用可能会助热生湿，加重湿热症状，所以禁用。患有湿热泄泻（表现为腹痛即泻、泻下急迫、粪色黄褐而臭等症状）或者湿热黄疸（表现为身目发黄、黄色鲜明、发热口渴等症状）的患者不宜使用此药对。③感冒患者：感冒期间人体的气血处于与外邪抗争的状态，此时服用黄芪当归药对可能会影响身体正常的驱邪过程，不利于感冒的恢复，所以感冒患者不宜服用当归黄芪茶。在患者有普通感冒引起的发热、咳嗽、流涕等症状期间，不建议使用黄芪当归药对。④经期女性（月经量多者）：当归有活血的作用，对于月经量本来就多的女性，在经期服用可能会导致月经量进一步增多，甚至可能引起经期延长等问题，所以月经量多的女性在经期应避免使用。不过，由气血两虚导致月经量少的女性，在非经期可以在医生的指导下适当使用黄芪当归药对来调理气血。

此药对与其他药材的配伍如下。①与党参、枸杞子、红枣、龙眼肉配伍：党参具有补脾益气的功效；枸杞子具有滋补肝肾、益精明目的功效；红枣具有补脾益胃、养血安神、缓和药性的功效；龙眼肉具有滋养补益、补气血、安神益智的功效。这些药材与黄芪、当归一起配伍，可以起到协同增效的作用，共同发挥补益气血、调养身体的作用。对一些气血亏虚较为严重，如身体虚弱、面色萎黄、容易疲劳的人群，这样的配伍能更全面地补充身体所需的气血阴阳等。而且这些药材配伍在一起，只要对症应用，副作用就比较小。②与丹参配伍：丹参有活血祛瘀之功，与当归（补血之品）、黄芪（补气之药）配伍在一起，可以补血、益气、活血。这种配伍对一些有瘀血阻滞症状同时又伴有气血不足的患者比较适用，比如患有心血管疾病，既有气虚血亏的表现，又存在瘀血内阻导致的胸闷、胸痛等症状的患者。

（三）预防与康复

1. 膝关节养护与膝骨关节炎预防

（1）膝关节的养护。

1）维持适当体重。体重过重会增加膝关节的负担，加速关节软骨的磨损。因此，通过健康饮食和适量运动维持适当体重，是保护膝关节的首要措施。

2）保持正确姿势与运动。在日常生活中，保持正确的坐姿、站姿和行走姿势，避免给膝关节带来不必要的压力。同时，选择适合的运动方式，如下肢交替直腿抬高锻炼，每组15~20个，每日2~3组。坚持锻炼可改善血液循环，增强肌肉力量，减缓疼痛，增强关节稳定性。运动前后要充分热身，运动中做好保护措施，以避免关节扭伤。关节要合理使用，步行宜选择健身步道，日常莫久行久站。

3）加强膝关节周围肌肉的锻炼。大腿前侧的股四头肌和后侧的腘绳肌是支撑膝关节的重要肌肉。通过进行腿部肌肉锻炼，如深蹲、腿举等，可以增强这些肌肉的力量，提高膝关节的稳定性。

4）避免过度使用膝关节。长时间站立、行走或进行高强度运动都会增加膝关节的磨损。因此，应合理安排活动时间，避免长时间连续使用膝关节，必要时可佩戴护膝以减轻关节负担。

5）注意膝关节保暖。遇寒冷天气时，膝关节容易受凉，导致血液循环不畅，加重关节负担。因此，在寒冷环境中应注意膝关节的保暖，避免关节受寒。

（2）膝骨关节炎的预防。

1）控制体重。肥胖是膝骨关节炎的重要风险因素。通过控制饮食和增加运动，减轻体重，可以减轻膝关节的负担，降低膝骨关节炎的发病率。

2）均衡饮食。摄入富含蛋白质、维生素和矿物质的食物，尤其是钙和维生素 D，有助于维持骨骼和关节的健康。同时，避免过多摄入高糖、高脂肪食物，以减少炎症反应。

3）适度运动。适量的运动可以增强膝关节周围肌肉的力量和灵活性，减少关节磨损。然而，应避免过度运动或进行高冲击性的运动，以免加重膝关节的负担。

4）使用辅助器具。在行走或站立时，可使用拐杖、手杖等辅助器具，以减轻膝关节的负担。

5）物理治疗与康复训练。对于已经患有膝骨关节炎的患者，物理治疗如热敷、冷敷、按摩等可以缓解症状。同时，在专业康复医师的指导下进行康复训练，如膝关节活动度训练、肌肉力量训练等，有助于恢复膝关节功能，提高生活质量。

6）药物治疗与定期随访。在必要时，可以遵医嘱使用非甾体抗炎药、关节软骨保护剂等来减轻疼痛、保护关节软骨。同时，定期进行膝关节检查，了解膝关节状况，及时调整治疗和康养方案。

综上所述，膝关节的保护和膝骨关节炎的预防和康养需要综合考虑体重管理、饮食调整、适度运动、物理治疗与康复训练以及药物治疗等多个方面。通过科学的预防和康养措施，可以有效降低膝骨关节炎的发病率，提高患者的生活质量。

2. 膝骨关节炎的康复训练

膝骨关节炎是一种常见的关节疾病，主要影响中老年人的生活质量。中医导引作为一种传统的治疗方法，在治疗膝骨关节炎方面具有独特的优势，主要功法包括五禽戏、八段锦、易筋经等。中医导引通过特定的体位和动作，配合呼吸和意念，达到调和气血、疏通经络、平衡阴阳的效果。这种方法不仅能够缓解疼痛，还能增强肌肉力量，改善关节功能。每个人的身体状况和病情不同，因此在进行导引练习时应根据自身情况选择合适的动作和强度。建议在专业中医师的指导下进行练习，以确保安全和效果。此外，也可通过现代康复训练技术和日常运动进行膝骨关节炎的康复。

（1）康复训练的原则。

膝骨关节炎的康复训练应遵循几个关键原则，以确保安全有效。首先是个体化，每个人的身体状况和病情不同，康复训练应该根据个人情况进行调整。建议在专业医生或康复师的指导下进行锻炼。其次是渐进性，康复训练应从简单的动作开始，逐渐增加难度和强度。避免一开始就进行高强度的锻炼，以免造成关节损伤。然后是持续性，康复训练需要长期坚持，才能取得良好的效果。建议每周进行 3～5 次锻炼，每次锻炼时间不少于 30 分钟。接着是全面性，康复训练应包括有氧运动、力量训练和柔韧性训练，以全面提高关节功能和肌肉力量。最后是科学监督原则，康复过程应在专业康复医师的指导下进行，定期评估进展，及时调整训练计划，以确保训练的科学性和有效性。

（2）康复训练的方法。

康复训练的核心在于通过系统的锻炼改善膝关节功能。首先，有氧运动如游泳和骑自行车等，能增强心肺功能，促进全身血液循环，减轻关节负担。每次运动应持续 30～60 分钟，每周进行 3～5 次。其次，力量训练旨在增强腿部肌群的力量，如直腿抬高、靠墙半蹲、静力半蹲或负重静力半蹲等都有助于提升腿部肌群的力量和耐力，增强关节稳定性。最后，柔韧性训练如瑜伽，有助于提高膝关节活动度，减少肌肉紧张，预防损伤。这些训练方法应根据患者的具体情况和康复进度灵活调整，以确保训练的有效性和安全性。

1）有氧运动。①游泳：游泳是一项非常适合膝骨关节炎患者的运动。在水中，关节受到的阻力较小，可以减少关节的负担。同时，游泳可以锻炼全身肌肉，提高心肺功能。游泳以每次 30～60 分钟，每周 2～3 次为宜。②骑自行车：选择平坦的路面进行骑行，避免颠簸路段。骑自行车是一项低冲击的运动，对关节的负担较小。可以锻炼大腿肌肉，提高关节稳定性。骑自行车以每次 30～60 分钟，每周 2～3 次为宜。

2）力量训练。①直腿抬高练习：坐在椅子上或躺在床上，保持膝盖伸直；慢慢抬起一条腿直到与地面平行（坐在椅子上）或垂直（躺在床上），然后缓缓放下。这个动作有助于增强大腿前侧股四头肌的力量。直腿抬高练习以每天 2～3 组，每组 10～15 次为宜。②坐姿蹬车：坐在椅子上，双手放在椅子两侧作为支撑；双脚离地，像骑自行车一样交替蹬踏。这个动作能有效锻炼大腿前后侧肌肉，减轻膝关节的压力。坐姿蹬车以每天2~3组，每组10~15次为宜。③靠墙半蹲：背靠墙壁站立，双脚分开与肩同宽；缓慢下蹲直至大腿与地面平行，保持这个姿势几秒，然后慢慢站起来。这个动作有助于加强大腿肌肉，减少膝关节负担。靠墙半蹲以每天2~3组，每组10次左右为宜。④静力半蹲或负重静力半蹲：做加强力量的练习时，膝关节屈曲的角度可由小开始，慢慢增加到出现膝痛的角度，最大不超过90°。每次练习时间可由5分钟开始慢慢延长到半小时以上，练习时以股四头肌出现轻微的抖动为止。

3）柔韧性训练。瑜伽：瑜伽是一项综合性的运动，有助于提高柔韧性和平衡能力。对膝骨关节炎患者来说，瑜伽可以帮助放松肌肉，减轻疼痛。建议在专业瑜伽教练的指导下进行练习，避免不正确的动作造成关节损伤。

（3）康复训练的注意事项。

在进行康复训练时，必须注意以下事项以确保安全和效果。首先，应避免在训练中出现疼痛，任何剧烈的疼痛都表明训练强度过大或动作不正确，应立即停止并调整训练方案。其次，运动量要适度，过度训练可能导致疲劳和损伤，建议每次训练后进行适当的休息和放松。正确的姿势和动作是关键，训练过程中应保持膝关节的自然曲度，避免不良姿势和动作导致的二次损伤。此外，定期进行健康评估，监测康复进展，根据评估结果及时调整训练计划，以确保训练的科学性和有效性。最后，在专业康复医师的指导下进行训练，定期复查，及时发现和纠正训练中的问题，确保康复过程的顺利进行。

三、膝骨关节炎的典型病例介绍

病例1

李某，男，69岁。

（1）**首诊**：2024年7月8日。

主诉：双膝疼痛1年余，加重2个月。

现病史：患者诉双膝1年前无明显原因出现疼痛、屈伸不利，近2个月加重，痛处固定，自诉关节沉重，阴雨天加重，休息、热敷后缓解，右膝肿胀，现已消肿，针灸、理疗后略有好转，时有僵硬，纳可，二便调，夜寐安。

查体：膝关节活动度可，双膝无明显压痛。研磨试验，左（＋），右（－）。侧方应力试验，左内（＋），外（＋）；右内（－），外（－）。麦氏征，左（＋），右（－）。苔白腻，脉濡缓。

中医诊断：膝痹病。

证型：寒湿痹阻证。

西医诊断：双侧膝骨关节炎。

治法：祛风散寒，除湿通络。

治疗：①中药口服7付；②膝关节推拿；③针灸；④中药外洗7付。

1）口服中药处方（通痹汤加减）：

羌活 15 g　　　　秦艽 15 g　　　　细辛 3 g

川芎 15 g　　　　当归 20 g　　　　杜仲 20 g

赤芍 20 g　　　　萆薢 10 g　　　　木瓜 10 g

茯苓 20 g　　　　牛膝 20 g　　　　乳香 10 g

肉桂 3 g

2）膝关节推拿。

3）针灸：选穴血海、膝眼、梁丘、足三里、阿是穴、肾俞、阴陵泉、腰阳关，行捻转及提插补法，并留针15分钟。

4）外洗中药处方（宣痹洗剂）：

伸筋草 15 g　　　透骨草 15 g　　　海桐皮 15 g

威灵仙 15 g　　　红花 10 g　　　　苍术 10 g

花椒 10 g　　　　细辛 6 g　　　　没药 5 g

路路通 10 g　　　苏木 15 g　　　　千年健 15 g

茯苓皮 15 g

嘱患者休息、保暖，减少膝关节活动，不适随诊。

诊疗分析：该患者诊断为膝痹病，辨证为寒湿痹阻证。以通痹汤为基础方以祛风散寒、除湿通络，加肉桂散寒止痛、温经通脉，与全方配伍奏活血化瘀、通络止痛、祛寒除痹之功。

（2）**二诊**：2024 年 7 月 31 日。

病史同前，症状较前缓解。

治疗：①复方杜仲健骨颗粒 7 盒，口服；②嘱行膝关节自行按摩、练功；③余治疗同前。

诊疗分析：患者病情逐步好转，治疗有效，继予中药口服，同时增加复方杜仲健骨颗粒口服以补益肝肾，并嘱患者行膝关节自行按摩、练功，以促进关节功能恢复。

（3）**三诊**：2024 年 8 月 14 日。

经治疗后双膝疼痛、沉重感明显缓解。舌淡苔白，脉濡。

治疗：①中药口服 7 付；②针灸；③余治疗同前。

1）口服中药处方（通痹汤加减）：

羌活 15 g	秦艽 5 g	细辛 3 g
川芎 15 g	当归 20 g	杜仲 20 g
赤芍 20 g	萆薢 10 g	木瓜 10 g
茯苓 20 g	牛膝 20 g	乳香 10 g

2）针灸：选穴血海、膝眼、梁丘、足三里、阿是穴、肾俞、阴陵泉，补法进针配合烧山火，留针 15 分钟。

诊疗分析：患者病情持续好转，前方有效，根据患者病情，寒湿之邪渐轻，去肉桂，针灸行烧山火，以巩固疗效。

（4）经验总结。

辨证施治，精准用药。本例患者证型明确为寒湿痹阻，治疗时以祛风散寒、除湿通络为原则，选用通痹汤加减，方中羌活、秦艽、细辛等药祛风散寒，川芎、当归、赤芍等药活血通络，杜仲、牛膝等药补肾壮骨，诸药合用，共奏佳效。同时，根据病情变化适时调整药物用量及配伍，体现了中医辨证施治的精髓。

综合疗法，协同作用。在治疗过程中，除了口服药物外，还配合了膝关节推拿、针灸、宣痹洗剂外用等多种疗法。这些疗法各具特色，相互协同，共同作用于患处，加速了病情的缓解和康复。

注重调护，促进康复。在治疗的同时，也注重对膝关节的调护工作。嘱患者休息，减少膝关节活动，避免病情加重；同时，指导患者进行膝关节自行按摩、练功，以促进关节功能恢复。这些措施的实施，为患者早日康复提供了有力保障。

随证加减，灵活应变。在复诊时，根据患者病情的变化，适时调整治疗方案。如减少秦艽用量，调整针灸手法等，体现了中医治疗的灵活性和个体化特点。

病例 2

王某，男，60 岁。

（1）**首诊**：2024 年 5 月 27 日。

主诉：右膝关节疼痛半月余。

现病史：患者半月前无明显诱因出现右膝关节疼痛，行走时可有弹响，此时疼痛较重，位置固定不移，走楼梯时较在平路行走时重，入夜疼痛加重，休息后可缓解，纳可，眠一般，二便正常。

查体：右膝外侧压痛（+），麦氏征（+），右膝侧方挤压试验（+），浮髌试验（+），右膝稍水肿，股四头肌肌力Ⅳ+，舌质有瘀斑，苔薄白，舌下络脉粗，呈青紫色，脉弦。

辅助检查：膝关节 MRI（2024 年 4 月 17 日）示，①右膝关节骨质增生；②右膝髌骨软化症（Ⅲ～Ⅳ级）；③右膝外侧半月板后角变性（Ⅰ～Ⅱ度）；④右膝关节腔少量积液。

中医诊断：膝痹病。

证型：气滞血瘀证。

西医诊断：①右膝骨关节炎；②右膝外侧副韧带损伤。

治法：行气活血，化瘀通络。

治疗：①中药口服 7 付；②膝关节推拿；③针灸；④中药外洗 7 付。

1）口服中药处方（化瘀通痹汤加减）：

当归 18 g	丹参 30 g	香附 12 g
鸡血藤 21 g	制乳香 9 g	制没药 9 g
延胡索 12 g	透骨草 30 g	木瓜 18 g
薏苡仁 15 g		

2）膝关节推拿。

3）针灸：选穴血海、膝眼、梁丘、足三里、阿是穴、合谷、太冲、阳陵泉透阴陵泉，行捻转及提插泻法，并留针

10 分钟。

4）外洗中药处方（宣痹洗剂加减）：

伸筋草 15 g	透骨草 15 g	海桐皮 15 g
威灵仙 15 g	红花 10 g	麸炒苍术 10 g
花椒 10 g	细辛 6 g	没药 5 g
路路通 10 g	苏木 15 g	千年健 15 g

嘱患者休息、保暖，减少膝关节活动，行膝关节自行按摩、练功，不适随诊。

诊疗分析： 该患者诊断为膝痹病，辨证为气滞血瘀证。以化瘀通痹汤为基础方以行气活血、化瘀通络，患者有关节积液，加木瓜、薏苡仁利水渗湿、舒筋活络。

（2）**二诊：** 2024 年 7 月 1 日。

病史同前，症状好转，水肿消退，舌质瘀斑减轻，脉稍弦。

治疗：①中药口服 7 付；②中药外洗 7 付；③针灸；④余治疗同前。

1）口服中药处方（化瘀通痹汤加减）：

当归 18 g	丹参 30 g	香附 12 g
鸡血藤 21 g	制乳香 9 g	制没药 9 g
延胡索 12 g	透骨草 30 g	木瓜 10 g

2）外洗中药处方（宣痹洗剂加减）：

伸筋草 20 g	透骨草 15 g	海桐皮 15 g

威灵仙 15 g	红花 10 g	花椒 10 g
细辛 6 g	路路通 10 g	苏木 15 g
千年健 15 g	海风藤 15 g	川芎 12 g
秦艽 15 g	牛膝 12 g	防风 9 g
干姜 10 g		

3）针灸：选穴血海、膝眼、梁丘、足三里、阿是穴、阳陵泉透阴陵泉、合谷、太冲，行平补平泻法，并留针 15 分钟。

诊疗分析： 患者病情持续好转，前方有效，水肿消退，去除薏苡仁，同时对宣痹洗剂进行了加减调整，增加了海风藤、川芎、秦艽、牛膝、防风、干姜等药材，以加强祛风除湿、温经通络的功效。同时，针灸治疗也采用了平补平泻的手法，并延长了留针时间，以更好地促进气血运行和经络通畅。

（3）三诊：2024 年 7 月 29 日。

病史同前，症状好转。

治疗：①中药外洗 7 付；②余治疗同前。

外洗中药处方（宣痹洗剂加减）：

伸筋草 20 g	透骨草 15 g	海桐皮 15 g
威灵仙 15 g	红花 10 g	花椒 10 g
细辛 6 g	路路通 10 g	苏木 15 g
千年健 15 g	海风藤 15 g	川芎 12 g
秦艽 15 g	干姜 10 g	桃仁 9 g
没药 9 g		

诊疗分析：复诊时，患者症状继续好转，右膝关节疼痛进一步减轻，活动度增加，生活质量提高。查体及舌脉均未见明显异常，表明治疗有效，病情稳定。在保持宣痹洗剂加减外用的基础上，对药方进行了微调，增加了桃仁、没药等药材，以进一步加强活血化瘀、通络止痛的功效。同时，继续维持了膝关节推拿、针灸等治疗方法，以及生活调摄措施，以巩固疗效。

（4）经验总结。

辨证施治的重要性。本病案中，患者证型为气滞血瘀证，治疗以行气活血、化瘀通络为原则，方选化瘀通痹汤加减，取得了显著疗效。这充分说明中医辨证施治的重要性，只有准确辨证，才能方证对应，取得佳效。

综合疗法的优势。本病案采用了中药内服、外用，推拿，针灸等多种治疗方法，显示了综合疗法的优势。这些方法相互协同，共同作用于病变部位，加速了病情的康复。

随访观察的重要性。通过复诊，可以及时了解患者病情变化，调整治疗方案，确保治疗的有效性和安全性。本病案中，患者多次复诊，医生根据病情变化及时调整了治疗方案，取得了良好的治疗效果。

注意个体差异。中医治疗强调因人制宜，每个患者的体质、病情、病程等都有所不同。因此，在治疗过程中要充分考虑个体差异，灵活调整治疗方案，以达到最佳治疗效果。

综上所述，本病案通过辨证施治、综合疗法、生活调摄、随访观察及注意个体差异等措施，取得了显著疗效。这为我们今后治疗膝痹病等类似疾病提供了宝贵的经验和启示。

病例 3

田某，女，66 岁。

（1）**首诊**：2023 年 11 月 13 日。

主诉：右膝关节疼痛伴活动受限 3 年余，受凉后加重 3 天。

现病史：患者自诉 3 年前无明显诱因出现膝关节疼痛伴行走受限，膝关节肿胀，持续性疼痛，行走时腿打软，不耐久行，伴耳鸣、乏力，间断接受口服止痛药（具体不详）、关节腔注射玻璃酸钠、针刀疗法等治疗后，未诉明显缓解，3 天前受凉后症状加重，无法忍受。

查体：膝关节肿胀变形，膝关节周围肌肉紧张，膝关节内侧间隙压痛（＋），右膝浮髌试验（＋），右膝挺髌试验（＋），右膝髌骨研磨试验（＋），右膝 Apley 征（－），右膝麦氏征（－），疼痛视觉模拟评分 9 分，舌淡，苔薄白，脉沉。

辅助检查：暂无。

西医诊断：①膝骨关节炎（重度）；②膝关节滑膜炎。

中医诊断：膝痹病。

证型：肝肾亏虚、寒湿痹阻证。

治法：补肝肾，强筋骨，通经络，止痹痛。

治疗：①中药口服 14 付；②膝关节推拿；③针灸；④中

药外洗 14 付；⑤西药及中成药口服。

1）口服中药处方（独活寄生汤加减）：

独活 9 g	桑寄生 6 g	杜仲 6 g
牛膝 6 g	细辛 6 g	秦艽 6 g
茯苓 6 g	肉桂 6 g	防风 6 g
川芎 6 g	人参 6 g	炙甘草 6 g
当归 6 g	芍药 6 g	干地黄 6 g
淫羊藿 5 g	巴戟天 5 g	

2）膝关节推拿：循经推拿。

3）针灸：选穴血海、膝眼、梁丘、足三里、阿是穴、合谷、太冲、肝俞、肾俞、三阴交、阳陵泉，行捻转及提插补法，并留针 20 分钟。

4）外洗中药处方（宣痹洗剂）：

伸筋草 15 g	透骨草 15 g	海桐皮 15 g
威灵仙 15 g	红花 10 g	独活 15 g
川牛膝 10 g	花椒 10 g	细辛 6 g
没药 5 g	路路通 10 g	鸡血藤 12 g
苏木 15 g	千年健 15 g	海风藤 15 g
秦艽 15 g		

5）口服西药：塞来昔布胶囊 1 瓶；口服中成药：尪痹片7 盒。

嘱患者休息，减少膝关节活动，行八段锦锻炼，不适随诊。

诊疗分析： 该患者诊断为膝痹病，辨证为肝肾亏虚、寒湿痹阻证。以独活寄生汤为基础方以补肝肾、强筋骨、通经络、止痹痛。患者疼痛视觉模拟评分高达 9 分，表明疼痛程度较重，采用口服塞来昔布胶囊缓解疼痛，减轻炎症反应，此乃急则治其标，采用独活寄生汤加减内服、膝关节推拿、针灸、宣痹洗剂外用等综合疗法扶正补虚，标本兼治。独活寄生汤方中独活、秦艽、防风祛风湿止痛；桑寄生、杜仲、牛膝补肝肾、强筋骨；细辛、肉桂温阳散寒通络；茯苓、人参、炙甘草益气健脾；当归、芍药、干地黄养血活血；川芎活血行气；淫羊藿、巴戟天增强补肾壮阳之力。加减后的方剂更加贴合患者肝肾亏虚、寒湿痹阻的病机。宣痹洗剂的外用，直达病所，辅助内服药物，增强疗效。同时，推拿、针灸等中医外治法，以及尪痹片的辅助治疗，多管齐下，共同促进了患者病情的改善。

（2）**二诊：** 2024 年 1 月 31 日。

病史同前，症状明显好转。

治疗：①中药口服 14 付；②中药外洗 14 付；③中成药口服。

1）口服中药处方（独活寄生汤加减）：

独活 9 g	桑寄生 6 g	杜仲 6 g
牛膝 6 g	细辛 6 g	秦艽 6 g
茯苓 6 g	肉桂 6 g	防风 6 g

| 川芎 6 g | 人参 6 g | 炙甘草 6 g |
| 当归 6 g | 芍药 6 g | 干地黄 6 g |

2）外洗中药处方（宣痹洗剂）：

伸筋草 15 g	透骨草 15 g	海桐皮 15 g
威灵仙 15 g	红花 10 g	独活 15 g
川牛膝 10 g	花椒 10 g	细辛 6 g
没药 5 g	路路通 10 g	鸡血藤 12 g
苏木 15 g	千年健 15 g	海风藤 15 g

3）口服中成药：尪痹片 7 盒。

嘱患者休息，减少膝关节活动，行八段锦锻炼，不适随诊。

诊疗分析： 患者病情好转，治疗有效，继予中药口服，以巩固疗效。

（3）经验总结。

患者老年女性，年老体弱，肝肾亏虚，气血亏虚以致筋骨失养，且病程长，久病已入络，病邪留滞筋脉，故病情缠绵难愈。病机为本虚标实。本虚包含两方面，一者肝肾不足，二者气血不足，经络不通，故膝关节痛，气血运行不畅，失于濡养，故行走乏力；标实主要是风寒湿邪，因卫表不固而受邪侵，由表入里，伏于络脉之中，疼痛难以忍受。故治疗需补肾壮腰通督与祛风湿、除痹痛合用，以标本兼治。同时，口服西药塞来昔布胶囊止痛，改善生活质量。复诊时，患者诉症状明显好转，未出现新的不适或症状加重，说明治疗方案安全有效，且患者遵医嘱执行良好，嘱患者继遵医嘱，使其骨坚筋强，肌筋结构重新稳定，疾病自然趋向痊愈。

四、常见误区与纠正

忽视中医整体观念。在治疗骨关节病时，部分医生可能过于关注局部的病变，而忽视了中医的整体观念。这可能导致治疗不够全面，疗效不佳。因此，在治疗过程中应充分考虑患者的整体状况，运用中医的整体观念进行辨证施治。

过度依赖单一治法。许多患者或医生可能过于依赖单一的治疗方法，如仅依赖中医或西医治疗，而忽视了综合治疗的优势。应提倡中西医结合治疗，结合中医的辨证施治和西医的精准治疗，以达到更好的治疗效果。在治疗骨关节病时，应根据患者的具体情况，综合运用多种治疗方法，以提高治疗效果。若过度依赖单一治法，可能导致疗效不佳或产生不良反应。

忽视康复锻炼。骨关节病的治疗不仅仅是药物治疗，还包括康复锻炼。适当的康复锻炼能够增强关节的稳定性，改善关节功能，减少疼痛的发生。因此，在治疗过程中应加强对患者的康复指导，鼓励其积极参与康复锻炼。

对中药副作用的误解。部分人对中药存在误解，认为中药无毒副作用或副作用很小。实际上，中药也存在一定的副作用。因此，在使用中药时应充分了解其药性、功效和副作用等方面的信息，合理使用。

参考文献

[1] 王乾，朱立国，高景华，等. 旋提手法治疗神经根型颈椎病的疗效观察 [J]. 中医正骨，2009，21（6）：9–11.

[2] 刘鹏，李远栋，张君涛，等. 旋提手法对神经根型颈椎病曲度改变的疗效分析 [J]. 天津中医药，2011，28（4）：298–300.

[3] 王晓东，朱立国，于杰，等. 旋提手法治疗椎动脉型颈椎病患者30例临床观察 [J]. 中医杂志，2016，57（13）：1129–1132.

[4] 高景华，朱立国，张清. 旋提手法治疗椎动脉型颈椎病120例疗效总结 [J]. 中国中医骨伤科杂志，2007（3）：34.

[5] 魏戌，高景华，朱立国，等. 旋提手法改善椎动脉型颈椎病颈椎活动度的临床观察 [J]. 中华中医药杂志，2012，27（4）：900–904.

[6] 魏戌，朱立国，高景华，等. 旋提手法对椎动脉型颈椎病患者经颅多普勒相关指标的影响 [J]. 中医杂志，2017，58（18）：1573–1576.

[7] 朱立国，韩涛，于杰，等. 中医骨伤科旋提手法规范化操作传承模式初探 [J]. 中医杂志，2018，59（11）：927–931.

[8] 冯敏山. 旋提手法的力学测量及模拟手法对颈椎髓核内压力影响的实验观察 [D]. 北京：中国中医科学院，2007.

[9] 冯敏山，韩昶晓，梁栋柱，等. 旋提手法对下颈椎椎体位移影响的体外生物力学特征 [J]. 中国组织工程研究，2023，27（18）：2820–2823.

[10] 付铁，张庆东，李健，等. 旋提操作教学机器人的研究与应用探索
[J]. 机械设计与制造，2020（10）：270-272.

[11] 朱立国，展嘉文，冯敏山，等. 补肾活血方治疗椎间盘源性腰痛的
临床观察 [J]. 世界中医药，2017，12（3）：554-557.

[12] 杨克新，孙武，朱立国，等. 颈舒颗粒联合旋提手法治疗神经根型
颈椎病的临床观察 [J]. 中国中医骨伤科杂志，2017，25（10）：
11-13，18.

[13] 陈焯贤，冯敏山，朱立国，等. 500例旋提手法治疗颈椎病的影像
学特点与疗效研究 [J]. 世界中医药，2023，18（4）：528-532.

[14] 古远莉，麦卓恒，王海铃，等. 颈椎旋提手法对颈型颈椎病患者疼
痛、颈椎矢状位参数的改善作用观察 [J]. 广州中医药大学学报，
2024，41（8）：2062-2068.

[15] 于长岁，朱立国，张晓峰，等. 朱立国旋提手法治疗力学失衡神经
根型颈椎病经验 [J]. 浙江中医杂志，2019，54（9）：635-636.

[16] 朱立国，杨博文，展嘉文，等. 旋提手法对椎动脉型颈椎病患者眩
晕症状的改善作用及安全性 [J]. 北京中医药，2019，38（7）：
695-697.

[17] 胡悦. 旋提手法治疗颈型颈椎病临床疗效的随机对照研究 [D].
北京：中国中医科学院，2013.

[18] 冯敏山，朱立国，魏戌，等. 颈椎旋提手法操作轨迹的动态捕捉研
究 [J]. 中国康复医学杂志，2011，26（2）：176-177.

[19] 刘广伟，冯敏山，朱立国，等. 基于虚拟现实技术的旋提手法下颈
椎间孔结构变化动态分析 [J]. 中国组织工程研究，2023，27
（9）：1346-1351.

［20］朱立国，冯敏山，魏戌，等. 个体因素对颈椎旋提手法操作影响的在体力学研究［J］. 中国中医骨伤科杂志，2011，19（9）：14－17.

［21］霍路遥，符碧峰，冯天笑，等. 颈椎旋提手法教学机器人用于旋提手法规范化培训的自身对照研究［J］. 中国中医骨伤科杂志，2021，29（5）：6－11.

［22］王旭，王海美，陈松浩，等. 旋提手法治疗神经根型颈椎病的应力及椎间孔形态学特征：三维有限元分析［J］. 中国组织工程研究，2025，29（3）：441－447.

［23］彭思琪，何添艺，曾雯慧，等. 腰椎斜扳手法治疗腰椎间盘突出症的研究进展［J］. 中医正骨，2022，34（4）：38－41，45.

［24］马强，张淑萍. 腰部斜扳法治疗凸起型腰椎间盘突出症疗效观察［J］. 按摩与导引，2008（1）：15－16.

［25］周运峰，王晓艳，焦凡. 斜扳手法治疗腰椎间盘突出症根性疼痛40例［J］. 河南中医，2010，30（10）：980－981.

［26］韩磊. 腰部斜扳手法在体运动力学测试及治疗腰椎间盘突出症的临床试验研究［D］. 北京：中国中医科学院，2012.

［27］冯国强，张娟娟，余艳月，等. 斜扳复位手法治疗腰椎间盘突出症的临床效果探讨［J］. 基层医学论坛，2021，25（23）：3308－3309.

［28］韩雪，韩磊，张军，等. 冯氏坐位脊柱定点旋转法与中医传统侧卧不定点斜扳法治疗腰椎间盘突出症比较研究［J］. 北京中医药，2015，34（8）：598－602.

［29］薛惠兴. 双人定位斜扳法治疗腰椎间盘突出症临床研究［J］. 中医学报，2017，32（3）：477－479.

[30] 郭汝松，赵家友，范志勇，等. 提拉旋转斜扳法治疗不同节段腰椎间盘突出症临床观察［J］. 新中医，2017，49（7）：93－95.

[31] 柴一峰，傅博. 针刺推拿为主治疗腰椎管狭窄症280例［J］. 山东中医杂志，2001（12）：739.

[32] 张文扬. 温肾通脉汤结合腰椎改良斜扳法治疗腰椎管狭窄症［J］. 光明中医，2013，28（12）：2552－2554.

[33] 韩雪，张军，耿进朝，等. 腰椎斜扳手法治疗退变性腰椎管狭窄症的临床疗效观察及作用机制分析［J］. 中医正骨，2022，34（7）：69－71.

[34] 刘鹏群. 脊柱（定点）旋转复位法配合中药热敷治疗（血瘀气滞型）腰椎间盘突出症的疗效观察［D］. 北京：北京中医药大学，2019.

[35] 王红东，赵宝力，宋天文，等. 电脑控制间歇牵引配合腰椎定点旋转手法治疗腰椎间盘突出症的研究［J］. 现代中西医结合杂志，2017，26（1）：21－23.

[36] 黄建文，张国山，谭沛帅，等. 提拉旋转斜扳法治疗腰椎间盘突出症40例临床观察［J］. 湖南中医杂志，2015，31（8）：62－64.

[37] 师宁宁，沈国权，何水勇，等. 骶髂关节紊乱与腰椎间盘退变之间相关性的流行病学研究与生物力学分析［J］. 中国骨伤，2014，27（7）：560－564.

[38] 田强，赵家友，范志勇，等. 骶髂关节调整手法治疗腰椎间盘突出症的临床研究［J］. 中国中医骨伤科杂志，2016，24（4）：12－14.

[39] 张睿，李可大. 腰椎定点牵扳法治疗腰椎关节突关节紊乱症170例［J］. 中医正骨，2015，27（5）：68－69，72.

[40] 王新军，木合塔尔·阿尤普.从脊柱扳法的作用部位探"咔嗒"声的手法操作意义［J］.新疆中医药，2007（3）：50－51.

[41] 罗思进.腰椎间盘突出症疼痛发生机制的研究进展［J］.世界最新医学信息文摘，2019，19（58）：38－39.

[42] 刁海静.腰部扳法的研究现状［J］.中国中医急症，2011，20（12）：1990－1992.

[43] 毕胜，李义凯，赵卫东，等.推拿手法治疗腰椎间盘突出症的机制［J］.中国康复医学杂志，2001（1）：8－10.

[44] 张勇.腰椎旋转手法的生物力学及相关临床解剖学研究［D］.广州：第一军医大学，2002.

[45] 张军，刘强，孙树椿，等.基于退变腰椎间盘模型的旋转手法对椎体角度位移的影响［J］.中国中医骨伤科杂志，2016，24（5）：1－4.

[46] 顾云伍，韩慧，韦以宗，等.牵引斜扳整脊法治疗腰椎间盘突出症的力学测试［J］.中国中医骨伤科杂志，2004（1）：15－18.

[47] 王遵来.推拿整脊治疗腰椎间盘突出症研究进展［J］.世界中西医结合杂志，2009，4（10）：755－758.

[48] 张锦平，罗家良，李义凯，等.牵扳手法对腰椎髓核内压力影响的实验研究［J］.中国中医骨伤科杂志，2001（2）：23－25.

[49] 王永泉.腰部斜扳法的生物力学原理解析［J］.山东生物医学工程，2001（3）：40－41.

[50] 康复笑.侧卧位斜扳法在临床中应用技巧与机理探讨［J］.按摩与导引，1994（3）：1－3.

[51] 陈忻，于杰，朱立国，等.坐位腰椎旋转手法治疗退行性腰椎滑脱

症的临床观察［J］. 北京中医药, 2013, 32（12）: 889 – 892.

［52］于杰, 朱立国, 高景华, 等. 退行性腰椎滑脱症治疗与康复方案的临床研究［J］. 中国中医骨伤科杂志, 2016, 24（11）: 11 – 14.

［53］朱立国, 于杰, 高景华, 等. 中医正骨推拿手法治疗退行性腰椎滑脱症的临床研究［J］. 北京中医, 2006（10）: 579 – 582.

［54］马方全, 李军, 余建祥, 等. 坐位定点旋转整复法治疗腰椎间盘突出症的疗效［J］. 陕西中医, 2016, 37（12）: 1608 – 1610.

［55］魏戌, 王旭, 孙凯, 等. 中医手法治疗颈椎病的研究现状与展望［J］. 中华中医药杂志, 2020, 35（10）: 4781 – 4784.

［56］ZHU L G, FENG M S, YIN X L, et al. Kinematics analysis of cervical rotation-traction manipulation measured by a motion capture system ［J］. Evidence-based complementary and alternative medicine, 2017, 2017: 5293916.

［57］FENG M S, LIANG L, SUN W, et al. Measurements of cervical range of motion using an optical motion capture system: Repeatability and validity ［J］. Experimental and therapeutic medicine, 2019, 18（6）: 4193 – 4202.

［58］COSTA F, INNOCENZI G, GUIDA F, et al. Degenerative lumbar spine stenosis consensus conference: the Italian job. Recommendations of the Spinal Section of the Italian Society of Neurosurgery ［J］. Journal of neurosurgical sciences, 2021, 65（2）: 91 – 100.